JN199143

Harm Reduction Approach

ハームリダクション
アプローチ

成瀬暢也
埼玉県立精神医療センター副病院長

やめさせようとしない依存症治療の実践

中外医学社

はじめに

　依存症患者への対応のコツをひとつ上げるとしたら，それは「やめさせようとしないこと」である．この逆説的ともいえる対応に，依存症という病気の本質がみてとれる．

　患者は，やめたいと思っている．そして同時にやめたくないと思っている．この両価性を理解していないと，治療者は誤った対応をしてしまう．たとえば，治療者が患者に対してやめさせようとする思いが強いと，患者はその思いと同じくらい，あるいはそれ以上にやめさせられないように抵抗する．つまり，やめない方向に患者を強化することになる．

　逆に，やめることを強要しなければ，それだけで良好な関係を維持しやすくなる．治療者や家族からアルコールや薬物の話題を出されるたびに，患者は不快な表情を浮かべて身構える．それをやめるだけで両者間の緊張は軽減されるはずである．「依存症は意志の力ではコントロールできなくなる病気です」と患者に説明しておきながら，やめさせようとすることは矛盾している．患者に，「やめなさい」ということは，自分で何とかする問題だというメッセージである．患者は「突き放された」，「自分で何とかするしかない」と思うであろう．

　家族や治療者が，患者に対してアルコールや薬物を力づくでやめさせようとしたり，飲酒や薬物使用を責め立てたりすると，容易に対立が生まれ，両者の関係が崩れていく．つまり，回復のためには信頼関係を築いていくことが不可欠であるのに，信頼関係が損なわれていく．患者はさらに孤独となり，自尊感情は傷つき，追い詰められていく．追い詰められた患者は，否応なく飲酒や薬物使用に向かうことになる．これまで，家庭や医療現場で繰り返し行われてきたのは，このような現象であろう．

　患者の回復を強く願う家族ほど，この悪循環のサイクルに陥りやすく，同様にそれは治療者が犯しやすい失敗でもある．それでは，どうしてこのようなことが起きるのであろうか．それは，頭ではわかっているように思えても，

実際には，「依存症はコントロール障害を主症状とした病気である」という基本的な理解ができていないからである．つまり，患者がその気になれば，アルコールや薬物をやめることができると思っているからである．家族や治療者が，依存症という病気の正しい理解ができていないことが最大の問題であると言えよう．

このような状況で世界に目を向けると，フィリピンにおける薬物乱用者の大量虐殺の報道の一方で，欧州などでは，違法薬物所持の非犯罪化，非刑罰化に移行している国々がある．また，わが国でも米国のドラッグコートを参考にした刑の一部執行猶予制度が施行され，刑罰一辺倒から支援への一歩を踏み出した．そして，現在ハームリダクションの考え方が臨床に導入され始めている．

わが国はハームリダクション政策に対しては，先進国の中でも消極的な国の代表であるが，ハームリダクションの考えに則った依存症治療や支援は，きわめて人道的であり，患者の主体性を尊重した，理にかなったものである．そして，治療効果にも優れていることが報告されている．

わが国では，依存症患者に対する誤解と偏見，スティグマは深刻であり，それは有名人の依存症に基づく飲酒問題，薬物問題に対する国を挙げての激しいバッシングにみてとれる．法に触れる行為は犯罪であり，当事者は責任を負うべきであるとする考えは理解できる．しかし，一方で，当事者は依存症に罹患している病者であるという視点が全く抜け落ちている．

依存症は病気である．懲らしめてよくなる病気はない．むしろ悪化するであろう．わが国では，いまだ依存症患者に対する適切な治療・支援は広がっていない．人権を軽視した医療は，正しい医療とは言えない．依存症患者の基本的人権が尊重されているとは言い難いわが国の現状を考えると，人権を尊重したハームリダクションの考え方こそ，これからの依存症治療の基本とされるべきである．

2019 年 5 月

成 瀬 暢 也

目次

第1章

ハームリダクションと
その考え方

　筆者は「やめさせようとしない依存症治療」を実践してきたが，ある時，これはハームリダクションの考えそのものではないかと気づいた．

　やめさせることを目的とせず，患者の苦しいこと，つらいこと，困っていることを患者と一緒に考え，患者を支援していくことに重きを置くこと，薬物を使っていようがいまいが，それが違法であろうがなかろうが，治療・支援を続けていくことが大切であると感じていた．そのことを適切に表現する言葉として，「ハームリダクション」がキーワードになるのではないかと思ったのだ．「やめさせようとしない依存症治療」は，「ハームリダクションアプローチ」あるいは「ハームリダクション臨床」と言い換えてもよいように思う．これからの依存症治療を考える際の共通言語となればと考えている．

　ここでは，そのハームリダクションについて概観しておきたい．

ハームリダクションとは何か

　ハームリダクションとは，「その使用を中止することが不可能・不本意である薬物使用のダメージを減らすことを目的とし，合法・違法にかかわらず精神作用性物質について，必ずしもその使用量が減少または中止することがなくとも，その使用により生じる健康・社会・経済上の悪影響を減少させることを主たる目的とする政策・プログラムとその実践である（Harm Reduction International: HRI）」[1]．ハームリダクションは，薬物使用者，家族，コミュニティに対して，寛容さをもって問題を軽減するきわめて現実的な政策・プログラムである．

　欧州，オーストラリア，カナダなどを中心に，最も成功している効果的な

薬物政策として広がっているが，東南アジア，日本を含めた東アジアなど反対する国は少なくない．

　ハームリダクションは，薬物の使用量減少や中止を主目的とはしておらず，薬物使用を止めることよりも，ダメージを防ぐことに焦点を当てる．薬物を使っているか否か，それが違法薬物であるか否かは問われない．ハームリダクションは，科学的に実証された，公衆衛生に基づく，人権を尊重した人道的で効果的な政策であり，個人と社会の健康と安全を高めることを目的とする．

　そのアプローチは，公衆衛生と基本的人権への非常に強いコミットメント（誓約）を基盤としている．尊厳はすべての人にあり，薬物使用を繰り返す依存症者であっても基本的人権と尊厳は守られ，薬物のコントロールや予防対策の名のもとで，彼らの尊厳と基本的人権をスティグマによって蔑ろにすることは許されないという哲学に基づいている[2]．

ハームリダクションの歴史

　20世紀初頭，薬物を禁止するという国際的な取り組みが始まった．それから数十年にわたり，「厳罰主義」に基づく薬物禁止政策を前提としたシステムが国際的に築かれた．その背景には，薬物を法律によって厳しく取り締まることにより，薬物の需要と供給の両者を抑え込むことができるとの考えがあった．

　しかし，その意図に反して，違法薬物の需要と供給は減少するどころか，世界全体の薬物生産量と消費量は増加し続け，薬物関連での死亡，病気，暴力，汚職などの問題が深刻化している．

　1971年，米国のニクソン大統領は大規模な薬物禁止政策を実施し，薬物犯罪の取締り強化と厳罰化を遂行する「薬物戦争（War on Drugs）」に突入した．この政策に莫大な予算が投入され，刑務所は薬物事犯者で溢れかえった．徹底的に薬物事犯者は取り締られたが，薬物消費量や関連犯罪は増え，過剰摂取による死亡者，HIV感染症者などが激増した．加えて，厳しい規制により犯罪組織が莫大な利益を上げることになった．

　このような状況において，ハームリダクションは，HIV感染症の爆発的

拡大をきっかけとして誕生することになる．1980 年代に HIV 感染症の流行が世界的な問題となった．その感染経路として，性交渉による感染，母子間の垂直感染と共に，薬物の静脈注射の回し打ちが問題となった．HIV 感染はその後，後天性免疫不全症候群（AIDS）を発病させる．薬物使用による HIV 感染を防ぐために，ハームリダクションが試みられることになった．

　具体的には，注射器の回し打ちを避けるために，清潔な注射器を配布し，使用済みの注射器を回収する注射器交換プログラム，薬物の注射を避けて経口で代替麻薬のメサドンやブプレノルフィンを提供するオピオイド代替療法，薬物使用と感染症の危害と予防に関する情報と相談の提供などが行われた．オピオイド代替療法では，感染症を防ぐのみならず，ヘロインの過剰摂取による死亡を防ぐことも重要な目的である．また，ヘロインの激しい離脱症状を緩和する目的もある．

　2011 年，各国の元首脳からなる非政府組織である薬物政策国際委員会は，「薬物戦争は完全に失敗であった」と宣言し，各国に対し，薬物依存症者に対して刑罰ではなく医療と福祉的支援を提供するよう提言した．

　2014 年，世界保健機関（WHO）は，HIV 感染予防・治療ガイドラインにおいて，規制薬物使用を非犯罪化して受刑者を減らすよう求め，薬物使用者に適切な治療および清潔な注射針と注射器を提供できる体制を整えることを提案した．

　ハームリダクションの有効性は科学的に実証されており，2016 年までに注射器交換プログラムは 90 カ国，オピオイド代替療法は 80 カ国で導入されている．

政策としてのハームリダクションとその効果

　ハームリダクションのさまざまな政策の実施により，薬物使用者の HIV 感染，AIDS による死亡，薬物過剰摂取による死亡という深刻な危害を劇的に減少させると同時に，薬物使用自体も減少させることが報告されている．

　ハームリダクションのプログラムにつながっていることが，適切な情報・相談支援や医療支援・行政サービスにつながりやすくし，薬物問題の深刻化を防ぐ．プログラムにつながり断薬へと動機づけられることも期待できる．

ハームリダクション政策は，個人・社会の薬物使用による相対的ダメージを減少させる．たとえば，救急医療利用回数の減少，医療費の減少，就業率の向上，薬物目的の犯罪の減少などの成果が出ていることが報告されている．

　その一例として，カナダのバンクーバーで活動しているインサイトが実施しているハームリダクションに基づいた活動の有用性に関して，次のようなことが報告されている [2-4]．①多くの利用者の獲得，② HIV リスク行動の減少，③薬物依存症治療アクセスの増加，④路上での注射と廃棄物の減少，⑤薬物過剰摂取リスクの減少，⑥女性に対する安全性の向上，⑦注射による感染症に対する医療提供，⑧就労率の維持，⑨薬物使用や犯罪を助長しない効果，⑩警察による紹介，⑪関連疾患の医療費減少などである．

　わが国でハームリダクション政策と言えば，注射針などの無料交換，公認の注射場所の提供，代替麻薬の提供を行うメサドン療法，ヘロイン補助療法など，表面的なことばかりがクローズアップされがちである．同時に，実施される敷居の低いプライマリ・ヘルスケアの提供，積極的な啓発活動，乱用者のエンパワメントなどが，積極的に行われていることは知られていない．この後者の重要性を見落としてはならない．違法薬物使用者であるために，当たり前の必要な支援を受けられないことが，さらに状況を悪化させてきた．

　違法薬物使用者，特に依存症患者に対しては，通常以上に多岐にわたる支援が必要である．ハームリダクションを評価する場合，先に述べたように前者に目が行きがちであるが，実は後者の重要性こそ強調したい．支援が必要な人たちに支援を提供しにくい状況を放置してはいけない．より問題は深刻化することは明らかである．違法薬物使用者を孤立させてはいけない．どうすれば支援につながりやすくなるかを優先して検討する必要がある．

　厳罰主義での対応だと，違法薬物依存症者は犯罪者として扱われる．それも「懲りずに薬物使用を繰り返す不届き者」とされる．わが国の覚せい剤事犯者の裁判で，「被告の覚せい剤に対する依存は重篤である．よって厳罰に処さなければならない」という耳を疑いたくなる裁判官の文言を聞いたことがある．

　彼らは，病者でもあるのに人権は尊重されず，犯罪者のレッテルを貼られ，辱めを受けることになる．依存症に対する誤解と偏見は助長され，スティグ

マが強化される．それによって必要な支援は受けられず，孤立して生活状況は悪化する．自尊感情は傷つき，希望は失われていく．支援や治療なしに薬物依存症から回復することは困難である．支援や治療が不可欠な患者を孤立させ，援助から遠ざける．

　ハームリダクションは，この問題を解決に向かわせるために必要な政策であるとも言えよう．依存症の治療・回復支援は厳罰主義では成り立たない．治療においても，ハームリダクションは基本になる考え方を提供している．ハームリダクションの成功は，私たち医療者を勇気づけてくれる．

　ハームリダクションは，薬物依存症患者をひとりの尊厳ある人間として関わることの大切さを教えてくれている．そのことが薬物依存症からの回復には最も重要であることは，先に述べた通りである．

ハームリダクションの考え方とは
～人権を尊重した支援～

　わが国は，薬物問題に「ダメ．ゼッタイ．」に象徴される「不寛容・厳罰主義」を一貫して進めてきた，先進国では稀有な国である．これらは，「薬物依存症は病気」とする視点とは対極にある．臨床的には，「不寛容・厳罰主義」では治療にならないどころか，「反治療的」である．さらには，偏見や人権侵害を助長し，スティグマを強化する可能性がある．

　薬物依存症の治療・回復支援を考えた場合，ハームリダクションの考え方は，「当たり前のこと」である．そもそも「不寛容・厳罰主義」は刑事司法の考え方であり，医療・福祉の考え方ではない．

　世界の先進国もかつては厳罰主義で対応していた．しかし，それではうまくいかなかった反省に立って，大きく方向転換をしてきた．それが米国を中心としたドラッグコートであり，欧州を中心としたハームリダクションである．

　このような状況で，わが国でも 2016 年に「刑の一部執行猶予制度」が施行された．これは，主に覚せい剤事犯者の再犯率を下げるために，一定の服役後，残りの刑期に執行猶予期間を年単位で設定し，その期間に保護観察所が中心となって支援を提供しようとするものである．わが国でも厳罰化から

支援に舵を切った画期的な第一歩と言えるであろう．ただし，地域の受け皿ができていないと，支援のはずが再逮捕され，結果として厳罰化になりかねない．社会での支援体制が構築できるか否かが，この制度の成否を決める鍵である．

アルコール依存症についても，ハームリダクションの考えは当てはまる．それは，単に「節酒」「飲酒量低減」を治療目的として認めるというものではない．その背景にある人権を尊重した治療・支援を理解していることが重要である．

飲酒問題を責めても問題は解決しない．彼らは，周囲に迷惑をかけ責められる対象かもしれないが，医療の役割は元にある依存症の治療である．医療が罰する側に立って，家族と共に患者を責め立てることは，医療の役割の放棄である．アルコール依存症患者の飲酒を止めさせることばかりに囚われ，「病者」に対する支援の視点がみえてこない．「患者を甘やかしてはいけない」と言われてきた所以である．批判して突き放すのではなく，飲酒をしているか否かにかかわらず，必要な支援を提供することが大切である．

アルコール依存症患者は，さまざまな面で生活が困窮し重大な問題を抱えることが多い．その生活の支援を提供する中で，アルコール問題への介入を強制的ではなく提供していく．それは，「飲酒を止めさせる」ためのものではなく，「生活の支援」であり，「生きることの支援」である．「飲酒している人にこそ支援が必要」である．わが国でハームリダクション政策を急ぎ取り入れることを訴えているのではない．このような視点こそ，医療者が見習うべき考えであると考える．

わが国では，このハームリダクションが正しく理解されているとは言えない．筆者は，ハームリダクションの考え方の最も重要な点として，「その人の薬物使用の有無にかかわらず，その薬物が違法か否かにかかわらず，その人の困っていることを支援すること」「薬物をやめさせることを支援するのではなく，その人の生きにくさ，生活そのものを支援すること」であると考えている．

ハームリダクションの考えは，何より人道的であり，実践的であり，効果的であり，患者中心であり，患者の尊厳を守るという哲学に裏付けられてい

JCOPY 498-22914

る．わが国に欠けているのはこのような発想ではないだろうか．患者の尊厳を傷つける治療は，たとえ効果的であったとしても大きな危険を伴い，依存症の性質から考えて，一時的な効果しか期待できないであろう．

繰り返すが，ハームリダクションの対極にあるのが，不寛容・厳罰主義である．不寛容・厳罰主義には，依存症治療には相いれない強要と叱責を伴い，力ずくの矯正という性格をもつ．依存症からの回復には逆効果である．依存症は病気である．病者を罰したり懲らしめたりしてよくなる病気はない．むしろ悪化するであろう．この大原則を忘れてはならない．心の痛みや苦しみを背景にもつ依存症患者を，無理やり変えようとするスタンスは取るべきではない．たとえアルコールや薬物が止まったとしても，それは回復を意味しないであろう．

アルコール依存症治療構造改革とハームリダクション

これまでの依存症治療プログラムは断酒を目的としてきた．自助グループにつなぐための医療機関での各種ミーティング，認知行動療法的スキルトレーニング，心理教育，自助グループ参加などは，断酒に焦点が合わされている．

これらのプログラムは，断酒を目的としない患者には効果的とは言えないであろう．あるいは治療から排除してしまうことになるであろう．つまり，現在行われているほとんどの依存症治療プログラムは断酒を前提としているため，依存症が重症な患者である「これまでのアルコール依存症中核群」を対象としている．そのため，軽症のアルコール依存症患者，つまり「新たなアルコール依存症中核群」を対象としていないことになる．さらに，断酒の動機づけができていない患者は治療対象とはされない恐れがある[5]．

わが国では，アルコール依存症が重症で，断酒を目的とするしかない患者のプログラムしか存在しない．その他の軽症アルコール依存症患者，アルコール依存症の診断基準を満たさないアルコール使用障害患者に対する治療プログラム，そして診断がつかない状態の人たちに対する予防プログラムに重点を置くべきである．

わが国のアルコール依存症の治療をがん治療に例えるならば，末期がんの

治療プログラムしか存在しないことになる．末期がん患者だけを「がん患者」として，専門医療機関で治療してきたようなものである．これはやはりどう考えてもおかしい．最近，久里浜医療センターにおいて減酒外来が始まったと聞くが，これまでそのような発想は皆無であった．

　要するに，これまでの依存症治療プログラムは，当たり前のこととして断酒に焦点づけられてきた．これによって，断酒の決心のつかない重症患者だけではなく，まだ断酒を必要としない多数の患者に対する治療というものは存在しなかった．節酒を望む患者を対象とした治療は提供されず，断酒の決心がついた患者のみを対象としていた．患者が「節酒したい」と言い出せば，「まだまだ否認が強い」と，非難されてきた．

　ハームリダクションのプログラムは断酒を目的としたものではない．すべての飲酒者を対象としたプログラムである．とすると，その対象者の数は桁違いに大きくなる．これまでの依存症治療プログラムは，多くても依存症治療につながった 5 万人程度を対象に組まれたものであった．断酒を前提としたプログラムは，重症の依存症患者であっても容易に受け入れられるものではない．しかし，ハームリダクションプログラムの対象者は，少なくとも 500 万人，多く見積もれば 5000 万人を超える人たちを対象とすることになる．

　末期の依存症患者にだけ専門治療をいきなり提供しようとして，患者に拒否されてきた現状をみるにつけ，これまでのアルコール依存症治療の問題がみてとれる．

　ではどうすればいいのか．答えは明らかである．軽症アルコール依存症患者，あるいは軽症から中等症のアルコール使用障害患者を対象としたハームリダクションプログラムの開発と導入である．さらには広くすべての飲酒者を対象とする健康教育が必要になる．それは，飲酒量低減を必ずしも目的としなくてもいい．治療と予防を包括したスペクトラムとしての対応となろう．

　生活の支援，生きにくさの支援，ストレス対処の支援，対人関係の支援が求められる．健康を維持または改善するための情報提供，飲酒問題の早期発見・早期対応，検査データのモニタリングなどが含まれる．

　ハームリダクションに基づいた治療は，これまでの依存症治療が対象とし

てきた重症のアルコール依存症患者にも受け入れられやすい．治療者・支援者が接近しやすいということは治療関係を築きやすく，治療を継続しやすいということである．孤立して孤独な重症アルコール依存症患者に治療者・支援者が関われることは，それだけでも治療的である．患者の困っていることに対して支援を提供すればいい．そこから断酒の意欲や動機が生まれる可能性もある．

　何もしないこと，孤立させることが最も避けなければならない治療対応であるとすれば，ハームリダクションに基づく患者中心の医療は，末期の患者にとっても希望になるかもしれない．何より人間的な支援を受ける権利が，彼らにも保障されなければならないはずである．

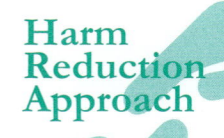

第2章

依存症は病気である

　この章では，原点に返ってあらためて依存症について振り返っておきたい．「依存症は病気です」と相談機関や医療機関では当然のことのように説明される．しかし，本当に「依存症は病気である」と理解できているだろうか[6,7]．ここが根本的な問題である．あらためて，依存症という病気について考えてみたい．

　アディクションは広義の依存症を指し，「コントロールできない悪い習慣」という意味で使われる．「依存」はアルコールや薬物などの物質に限定され，「アディクション」は物質，行為，人間関係に関する内容までを広く含むことが一般的である．アディクションは次のように分類される．

　①物質：アルコール・薬物の摂取

　②行為：ギャンブル，セックス，暴力，万引き，仕事，性犯罪，過食，自傷行為，買い物，インターネット，ゲームなど

　③人間関係：虐待，いじめ，DV，パワーハラスメントなど不適切で支配的な関係

　わが国で医療機関において依存症・アディクションとして治療されるものは，アルコール依存症が主である．ついで薬物依存症が限られた医療機関で治療されている．最近ではギャンブル，インターネット・ゲーム，窃盗なども治療対象として取り組まれ始めている．

　アディクションの共通した特徴は，「手っ取り早く強力に気分をかえること（酔うこと）にのめり込んでコントロールがつかなくなり，問題が起きても修正できなくなっていくこと」である．依存症の問題が続いている間は，精神的な成長が止まり，ストレスに弱くなっていく．そして，当たり前の生

活ができなくなっていく．このことが最大の課題である．他のアディクションも同様の視点でみることができる．

治療者が，これらの問題を「支援が必要な病気」としてみることができるか否かによって対応が明らかに異なる．病気とみられないことによる患者，家族のデメリットは大きい．しかし，一般には病気とは受け入れられないことが多く，意志の問題，がまんの問題，性格の問題，道徳的問題などとして，依存症に起因する問題行動に対して，非難するだけで治療の話は出てこない．

さらに，依存症・アディクションを，「適切な治療・支援によって回復する病気」であると捉えられるか否かが治療の成否を決定する．回復する病気であると認識し，強要したり叱責したりせずに，科学的・医学的にゴールをみすえて対応できることが重要である．

この章では病という視点で依存症とアディクションを考えたい．

風鈴とクーラーの話から依存症を理解する

依存症という病気を理解しやすくするために，「風鈴とクーラー」を例に考えると理解しやすい．

真夏の暑い日，昔の人々はどのように暑さをしのいでいただろう．うちわや扇子を使い，軒先に風鈴を吊るし，玄関先には打ち水をし，井戸水で冷やした麦茶を飲み西瓜を食べ，行水や川遊びに涼を求め，寝る時は蚊帳を吊って寝るなど，当時の人たちは，少しでも暑さをしのごうとさまざまな工夫をした．どれもがそれほど強力な効果はないが，それらを組み合わせて少しでも涼しく感じられるように工夫をしていた．それでも暑ければ，その暑さを受け入れるしかなかった．

しかし，今はどうであろう．どこにでもクーラーがあり，多くの人は 24 時間クーラーの恩恵を受けることができる．24 時間クーラーの効いた環境で過ごすことも可能である．昔の人々には信じられないくらいに便利で快適になった現在であるが，果たして私たちは幸せになったと言えるだろうか．

当時の人が屋外で畑仕事などをしていて，お昼時にたまたまクーラーの効いている建物に入ったとしよう．当時の人々は，「わあ．涼しい！」「生き返るわ！」と感動したはずである．しかし，私たちはクーラーに感動すること

はほとんどない．クーラーが効いていることが当たり前になっているからである．

　初めはどんなに快適なものでも，慣れてしまうと，それが「普通」になってしまう．「当たり前」になってしまう．そして，感動を失い慢性的な欲求不満状態が続くようになる．初めのころの快適さは，いくらクーラーの設定温度を下げても得ることはできない．

　これをストレス対策に置き換えてみる．人はそもそもいろいろなストレス解消法をもっていたはずである．山に登る，釣りに行く，ドライブする，音楽を聴く，スポーツを楽しむ，おしゃべりする，旅行に行くなど，さまざまな方法があった．しかし，その中で「手っ取り早く強力に気分を変える方法」として，酒や薬物に「酔う」という方法がある．ストレスが高くて苦しい人はこの方法に向かう．そして，相性が合えばそれを繰り返す．そうなると，酔っていることが普通になってしまう．もはや酔うことに感動は得られない．

　クーラーに慣れきった人は，クーラーに感動を得られなくなるだけではなく，いつの間にか「暑さに弱い人」になってしまう．同様に，酒や薬物に酔うことに慣れきった人は，酔っている間はよくても，酔いが醒めると以前より素面でいることがつらくなる．このことが繰り返され，素面でいること自体が大きな苦痛となる．こうして誰もが「ストレスに弱い人」になってしまう．

　アルコール依存症の人が医療機関を受診し，「あなたは依存症だから今日から一滴も飲んではいけません」と言われることと，私たちが真夏の暑い日に，「あなたはクーラー依存症だから，今日からクーラーを一切使ってはいけません．団扇と風鈴で生きていくしかありません」と言われるのと，同じことである．このように考えると，依存症の人がなぜ酒や薬物をやめる決心ができないのか，やめ続けられないのかを少しは想像できるのではないだろうか．

やさしい脳科学から依存症を理解する

　先に述べた風鈴とクーラーの話を脳科学からみてみよう．

　快感や喜びには脳内報酬系が関与している．これは，中脳皮質辺縁系経路

（A10 神経）とも呼ばれ，興奮するとドパミンを分泌する．報酬系は，さまざまな日常的な喜びに関係しているが，依存性物質はこの報酬系を狂わせてしまう．

ネズミを使った実験で，ネズミがレバーを押すと薬物が体内に入り，快感が得られるようにしておく．すると，ネズミは食べることも水を飲むことも忘れてレバーを押し続け餓死してしまう．生命の維持に重要な，本能的な行動さえ変えてしまう．単なる快楽を求めての行動から病気（依存症）へと変化していく．

アルコールや薬物などの依存性物質や，ギャンブル，セックス，インターネット・ゲームなどは，報酬系に直接あるいは間接的に作用し，強制的にドパミンを分泌させる．特別な苦労や努力をしなくても快感を得ることができる．つまり，ドーピングである．たまにこれらを利用することに大きな問題はないかもしれない．一時的には快感を得て気分を変えることで恩恵を受けることになる．

しかし，この快感を強く求める人は，適度な利用では済まなくなる．ドパミンの強制的な刺激が繰り返されると，ドパミンに対する脳の感受性は低下し，反応は鈍くなっていく．これは，ドパミンを分泌させる物質が身体に繰り返し入ることによって起こる生体の自然な反応である．そのため，さらに量や頻度を増やしていっても快感や喜びは得られず，焦燥感や不安・物足りなさばかりが強くなっていく．このように風鈴とクーラーの話を裏付けることが脳の中で起きていることになる．

依存をきたすものは，総じて，「短期的にはグッドであっても長期的にはバッド」であり，詐欺みたいなものである．初めはよいが次第に効果はなくなっていく．そして，依存になる前よりも悪い状態となる．快感は得られないが止めるともっとつらくなる．さらに使い続けると身体や精神にさまざまな健康問題が起きてくる．こうして依存症が進行すると，文字通り「使うも地獄，止めるも地獄」となる．依存症患者が追い詰められて自殺に向かうことが少なくないのは，このような要因も考えられる．

依存症の定義・診断基準から依存症を理解する

　まず，日常的に使われる「乱用」，「中毒」，「依存」の言葉の意味を考えてみる．

　「乱用」とは物質使用上のルール違反のことである．違法な薬物は1回使っても乱用である．ガソリンを吸う人がいる．ガソリンは車を走らせるものであり本来の目的とは異なるため乱用である．睡眠薬を医師の指示通りに服用しないことも乱用である．

　「中毒」は毒にあたること，つまり脳を含めた身体のダメージのことである．本人の意思に関係なく，物質が体内に入り健康障害を引き起こせば中毒である．この「中毒」を「依存」の意味で使われることがしばしばみられるので，注意が必要である．中毒の治療を解毒という．中毒には急性中毒と慢性中毒がある．

　「依存」はコントロール障害のことである．やめたくてもやめられない，ブレーキの壊れた状態を指す．依存が病的な状態となった場合，依存症とされる．依存症の治療は解毒ではなく行動修正を行うことである．依存性物質への過度の依存を脱することを支援していくことが依存症治療である．

　乱用により急性中毒の症状がみられ，乱用を繰り返すと依存が形成される．依存が形成されても乱用を続けていると，慢性中毒の症状を引き起こすようになる．

　国際的診断基準であるICD-10では，強い渇望，コントロール障害，離脱症状，耐性，物質中心の生活，有害な結果が起きていても使用，の6項目のうち1年間のある時期に3項目以上満たせば依存症と診断される．

　アルコールを例にとると，会社で終業時間が近づくと無性に飲みたくなり（渇望），飲酒量が増え（耐性），飲酒問題を起こしても修正できなければ，すでに依存症である．依存症はありふれた病気であるが，本人も周囲も依存症という認識がもてない．わが国に109万人のアルコール依存症者がいると推定されているが，実際に治療につながっている人は4万～5万人程度に過ぎない．

　さらに，もうひとつの重要な国際的診断基準であるDSM-5では，依存と

JCOPY 498-22914

嗜癖を巡って大きな変化がみられた．まず，「依存（dependence）」と「乱用（abuse）」の文言が撤廃されて「使用障害（use disorder）」に一本化された．さらには，物質関連障害でまとめられていたセクションにギャンブル障害が組み込まれ，物質関連障害および嗜癖性障害群（Substance-Related and Addictive Disorders）とされた．今後の基礎研究の裏付けが整えば，インターネット・ゲームやセックスなどのアディクションもこのセクションに入ることが検討されている．

このように診断には，まだ不確定な要素があって流動的ではあり，臨床症状を裏付ける脳の基礎的研究の進展に委ねられているといえよう．現状では物質依存症と物質依存以外のアディクションとの境界が取り払われる方向に進んでおり，精神依存の重要性が強調されることになった．病としての依存，アディクションを巡っての検討は現在も続いている．

どうして依存症は病気と理解されないのだろうか

このようにみてくると，依存症とは誰もがなりうるありふれた問題であることが理解できる．しかし，だからこそ，依存症には誤解や偏見が生じやすく，病気とは正しく理解されにくい．依存症は，正常範囲と病気の境界線の見分けが難しく，病気として認識することが難しい．表面的にみえているのは，「がまんできるかできないか」だけである．なので，「がまんが足りない」，「がまんすればいいじゃないか」，「どうしてがまんできないのか」という捉え方をされることになる．患者の内面に思いが及ばない．患者を診ていない．患者の想いに想像を巡らせていない．

加えて患者や家族に否認が起こる．文化的社会的道徳的要素も影響する．そして，周囲の人々の陰性感情を引き起こす．このように，依存症はそれが病であると受け入れ難いさまざまな要素を含んでいる．しかし，一定の症状があり，患者本人や周囲の人々の日常生活に支障をきたせば，それは病気であろう．これはギャンブル，インターネット・ゲーム，セックスなどのアディクションにも共通する．

2016 年 6 月に刑の一部執行猶予制度が施行された．先にも述べたように，多くの覚せい剤事犯者が，刑期を一部残して数年の執行猶予期間をもって社

会に出てくる．そして執行猶予期間を保護観察所に通って治療的関与を受けることが義務付けられた．わが国でも「刑罰」から「治療・回復支援」への移行が始まる．ただし，社会の受け皿の整備は進んでいない．中心になるべき精神科医療機関は全く関心を示していない．ここにも依存症に対する精神科医療のスタンスがみてとれる．

取締り一辺倒で対処してきたわが国に最も遅れているのは，依存症は病気であり治療や回復支援が必要であるという認識である．依存症は一般社会から理解されにくいだけではなく，医療現場でも病気とは理解されず，忌み嫌われる存在として関わることを拒まれることが多い．関わったとしても，これまで「当然やめるべきこと」として，有無を言わせずやめさせようとしてきた．強要や叱責は治療ではない．再飲酒，再使用という依存症の症状が起きた時に，それを治療者が責めるということは，依存症を病気とは思っていないことの証である．このことに治療者は気づかなければならない．

わが国の依存症患者が回復を求めた時，当たり前に治療・回復支援が受けられなければならない．そのためには，「依存症は病気である」という事実の理解が不可欠である．そのためには，患者の内面を知ることである．ひとりの尊厳ある人間として関わることである．依存症患者の内面を知れば知るほど，依存症はまぎれもなく精神疾患であることに気づくはずである．依存症患者にきちんと向き合えるか否かが最重要の課題であろう．ここが依存症の治療・回復支援のスタートである．

依存症は病気であることの正しい理解の重要性

依存症に対しては，コントロール障害を基本とした脳の病気であることを認識した対応が求められる．わが国はこの視点が著しく遅れている．道徳や性格の問題として叱責したり，懲罰を与えたりしても病気は回復しない．依存症は回復しない．依存症は病気である．病気を懲らしめてもよくはならない．むしろ悪化するであろう．問題の解決のために必要なのは，治療であり回復支援である．

うつ病患者に元気がないことを叱責したり，「元気を出せ」と強要したりはしない．認知症患者に忘れることを叱責したり，「忘れるな」と強要した

JCOPY 498-22914

りはしない．やめようと思ってもやめられないのは，依存症の症状である．どうして依存症ばかりが，症状が出た時に責められるのであろうか．依存症患者の再飲酒や薬物再使用は，責められるべき「悪」ではなく，共に解決を目指すべき「症状」である．

　依存症や依存症患者に対する無理解や偏見が，依存症患者を追い詰めて悪化させ，支援を受けることなく多くの自殺者や事故死者，病死者を出している．依存症患者に対する拭い去れない誤解と偏見，そしてスティグマが，患者をいかに傷つけ，状況を否認させ，家族を傷つけ，治療や支援を受けることを躊躇させてきたか．そして，病状が進行して大切なものが失われたか，人権が踏みにじられてきたか．

　私たちは依存症の治療に関わる前に，このような問題に対して無関心でいてはいけない．この根本的な問題が最大の問題でもある．繰り返し強調したい．「依存症はコントロール障害を主症状とする病気」である．だから治療・支援が必要である．適切な治療・支援があって回復していく病気である．

　「依存症は，意志の力では対処できない物質使用のコントロール障害を主症状とする病気である」という認識を共有することが治療・支援を行ううえでの大前提となる．

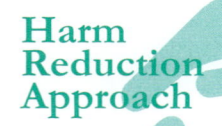

依存症患者の背景にあるもの

　依存症を正しく理解するための一助として，依存症患者の内面を理解することが必要である．依存症患者は，どんな思いでいるのであろうか．このことを知らないで治療・支援はできない．

　治療を求めて来院する依存症患者は，総じて苦しい人たちである．それを初めから訴えられる人もいれば，平気を装う人もいる．しかし，大多数は苦しいから受診した人たちである．どうして彼らは苦しいのであろうか．どうして彼らは依存症になったのであろうか．

　依存症の元には人間関係の問題があると言われる．筆者は依存症患者の背景には共通した特徴があると考えている．恥ずかしながら，筆者が色眼鏡ではなく，先入観を排除して一人ひとりの依存症患者と向き合うことができるようになるまでに，10年以上の歳月がかかった．しかし，ようやく患者の想いに耳を傾けられるようになると，それまで気づけなかったさまざまなことがみえるようになってきた．

　まず驚いたことは，年齢に関係なく，性別に関係なく，使っている物質に関係なく，受診してくれたどの患者にもみられたその共通点であった．それは，「自己評価が低く自分に自信がもてない」「人を信じられない」「本音を言えない」「見捨てられる不安が強い」「孤独でさみしい」「自分を大切にできない」の6項目に集約できる．このような問題はどのようにして起こってくるのであろうか．

生育環境における影響について [6]

　依存症患者にみられる対人関係の問題はどのようにして形成されるのであ

ろうか．依存症を理解する上で重要な問題であることから，「あるアルコール依存症の家族」を例に考えてみる．

　両親と息子・娘の 4 人家族の中で，父親がアルコール依存症になった場合，家族にどんなことが起こるのであろうか？

1 ▶ 父のアルコール問題による母の負担

　どこにでもある両親と子ども 2 人の 4 人家族において，父親がアルコール依存症になった場合，家族にどのような影響が起こるかを考えてみたい．

　アルコール依存症になった父は，週末に飲みすぎたため月曜には体調不良で会社に行けない．父は自分で会社に連絡することも嫌がるので，無断欠勤にならないように母が仕方なく父の代わりに会社へ連絡をする．保育園児や小学生が休む時と同じである．父は，自分のことに責任をもてず，母に頼ることになる．父が会社を休むことが多くなったり，入院費がかかったり，リストラされたりすると，経済的に困窮する．母は家計を支えるために働きに出なければならない．パートの掛け持ちをするなど，母ひとりに負担が集中する．

　父が外に飲みに行き，飲みすぎて店や道端で寝込んでしまう．警察から連絡があり，酔いつぶれて警察に保護された父を，夜中に母が迎えに行かなければならない．本当は行きたくないが行かないわけにもいかず仕方なしに警察に向かう．泥酔している父をやっとの思いで自宅に連れ帰ると，尿失禁・便失禁をしている．それを着替えさせなければならない．そのような大変な出来事を，翌朝，父は一切覚えていないという．

　ある日，飲みに行った先で他の客とけんかになり，相手にけがをさせてしまった．相手に謝りに行くのは母である．父が蹴って壊した店の看板の弁償にも行かなければならない．酒の問題はほとんどが夜中に起きる．家族は安心して寝付くことができない．そして，実際に事故や事件で夜中に電話がかかってくることが多い．

　また別の日，「珍しく今日はどこにも飲みに行かず具合が悪そうだ」と思っていたら，いきなり父が家で大量の吐血をしてしまった．急いで救急車を呼んで救急病院に向かわないといけない．このように，いつ何が起こるかわか

らない状況が毎日続く．家族は常に不安と緊張を強いられる．

　酩酊して追加の酒を車で買いに行こうとする父を，母は必死に止めなければならない．車の鍵を巡って父と取り合いとなり，母は全く気が休まることがない．

　父に暴力の問題がある場合は，さらに事態は深刻である．母が酔った父の暴言・暴力を受ける．それを止めに入った小学生の息子が殴られ，泣いている母を保育園児の娘が慰めるということが起こる．家族は，父が酔って帰宅し，いびきをかいて寝付いて初めて安心して眠れる．父の機嫌が悪いと，寝ていても叩き起こされる．いつでも家から逃げ出せるように，子どもには体操着を着せて寝かせ，荷物を枕元にまとめておかなければならない．

　このような状況で，母は疲弊し子どもたちをみる余裕はなくなっていく．母自身にストレスが溜まり，ヒステリックに子どもに当たるようになる．

　父の飲酒問題が，母に，そして子どもたちに大きく影響していくことになる．子どもたちへの影響は目にみえにくいが，その分深刻である．

2▶子どもへの影響

　子どもたちにとって，「家族は無条件で守られるべき安全な場所」であるはずだが，父に飲酒問題があると，「緊張に満ちた危険な場所」となってしまう．それも脱出しようがない檻の中に，猛獣と閉じ込められているような状況である．

　昔のように大家族で，祖父母，おじおば，隣り近所の多くの人たちが出入りするような環境であれば，両親が子どもに対して必要な役割を果たせなくても，誰かが両親の代わりにサポートできていたはずである．しかし，核家族であり近所づきあいも希薄な現代においては，両親に起こった問題がそのまま子どもたちに影響を及ぼす．

　それでは，「健康ではない家族」が子どもに及ぼす影響について考えてみよう．

①子どもは何が正しくて何がいけないのかわからなくなる

　ある日，小学校から帰った息子が，夕刊が届いていることに気づいた．そ

れを父のところにもっていった．たまたまほろ酔いで気分のよかった父は，「お前よく気が利くな」と珍しく頭を撫でて褒めてくれた．滅多に褒められることのない息子は嬉しくてそのことをはっきりと覚えている．

　そして，別の日，父の酒の問題を巡って父と母が口論となった．何とかしないといけないと思った息子は，「そうだ」と夕刊を手に父の元に走る．「お父さん，夕刊だよ！」．しかし，「うるさい．お前はあっちに行ってろ！」と父に殴られてしまう．

　このような家族の中では，子どもは親から気分で怒られたり，気分で褒められたりする．そして，褒められることはほとんどない．子どもは正しいことをした時にきちんと褒められ，悪いことをした時にきちんと叱られることを通して，正しいことと間違ったことを学ぶ．しかし，親の気分で怒られることが繰り返されると混乱してしまい，身をすくめて親の顔色ばかりを窺うようになる．子どもは親から怒られないように見捨てられないように，常に不安と緊張を強いられる．

②子どもは人の言うことを信じられなくなる

　ある日，父がほろ酔いでテレビをみていた．珍しく機嫌がよかった．「お前たち，明日は休みだろう．遊園地に連れて行ってやろうか」と父が言った．遊園地になど連れて行ってもらったことがない子どもたちは大喜びである．「明日楽しみだね．何に乗ろうか」とワクワクしていたが，朝になっても父は全く出かける気配がない．「お父さん，遊園地に行かないの？」と尋ねても，父は全く覚えていない．そして，「そんなところ行くわけがないだろう」と怒られる．母に尋ねても，「そんな話聞いていないわよ」と言われる．子どもたちは失望する．

　またある時，母が父と大げんかをした後，母から「あんなお父さんとはもう一緒にいられない．お母さんはお婆ちゃんの家に行くわ．あなたたち，お父さんとこの家に残るか，お母さんとお婆ちゃんの家に行くかどっちにするか考えておきなさい」と言われた．子どもたちは不安でいっぱいになり泣き出しそうになる．一晩中眠れないまま翌朝起きていくと，両親はいつもと変わらず何事もなかったかのように，朝ごはんが用意されている．

「昨日のことは何だったのだろうか？」．このようなことが家族の中で繰り返し起こる．こうして子どもは学習する．「人の言うことを信じてはいけない」と．

③子どもは人に本音を言わなくなる・感じたままを言葉にしなくなる

このような家族には，タブーもたくさん生まれる．母にとっては世間体を守ろうとする自然な対応から，「昨日のお父さんのこと，学校で話してはダメよ」，「隣のおばさんにも内緒よ」，「お婆ちゃんにも言ってはダメよ」ということが，日常的に起こる．父が居間で放尿したり，会社を解雇されたり，子どもがご飯もろくに食べさせてもらっていなかったり，と恥ずかしいことばかりであり，世間体から人には言えないことがたくさんある．言ってはいけないことばかりが多いと，子どもは無口になる．何を話していいかわからなくなる．

こうして，子どもは学習する．「感じたままを言葉にしてはいけない」と．

④子どもは見捨てられる不安が強くなる

親に余裕がなく子どもを受け入れることができないと，子どもは見捨てられる不安がとても強くなる．親が出ていくと言ったり，親に出ていけと言われたり，母から「お前たちがいるから離婚したくてもできない」などと嘆かれると，子どもは自分たちがいけないのだと思う．理不尽なことで親から不機嫌に罵倒されても，小さい子どもは親がおかしいとは思えない．「自分がいけない子だから怒られる，殴られる」と思ってしまう．どんなに怖い親であっても，小さい子どもが親から見捨てられるということは，死を意味するくらいの恐怖である．

小さな子どもは親に問題があるなどとは思えない．親に問題があると気づくのは，他の多くの家族関係を知ってからである．子どもは自分の親がおかしいとは思いたくない．すべての問題は自分にあると思っても仕方がない．

⑤子どもは孤独でさみしい

余裕のない親は子どもにかまうことができない．子どもは放置されがまん

ばかり強いられることになる．子どもは常に親から認められていないと不安になる．気持ちがつながっていると感じられないとなおさら不安でさみしい．孤独感が募っていく．学校や保育園，近所のおばさんやお婆ちゃんが，このさみしさを補うことは難しい．子どもの気持ちは常に親，特に母親に向いている．母がこの思いに応じる余裕がないと，慢性的に「孤独でさみしい」欲求不満の状態が続くことになる．子どもは親と心が通じているとは感じられない．信頼関係が育まれていない．

　子どもたちは親から安心感・安全感を得られないと，ひとり自分で寂しさや不安を紛らわせる行動をとるようになる．言葉で SOS を出すことができない子どもは身体症状や問題行動で表現するであろう．それでも助けてもらえないと，感情表現や生気のない子どもになるであろう．

⑥子どもは自分に自信をもてない・自分を大切にできない

　子どもは親から大切にされて初めて自分を大切にすることができる．たくさん褒められて自信を育む．親に余裕がないと子どものいいところをみつけて褒めることなどできない．親のストレスのはけ口に理由なく弱い立場の子どもは傷つけられる．自分に価値がないと思っている子どもが，自分を大切にできるはずがない．親から怒られ殴られてきた子どもは，知らず知らずに怒られ殴られる相手に近づいてしまうことがしばしば起こる．自分を傷つける方向に向かっていくようになる．自分を大切にするという意味さえ理解できないまま大人になっていく．

　子どもは，「ありのままの自分では人に受け入れられるはずがない」と信じている．「自分は親からさえ受け入れられる価値のない人間である」と誤解している．さらに，「親からさえ受け入れられない自分を，他人が受け入れてくれるはずがない」と誤解している．このような思いを抱えて生きていくことは厳しい．

3 ▶ 親たちから安心感・安全感を得られない子どもの生き方

　家族が家族の役割を果たしていない「健康ではない家族」から，子どもは安心感・安全感を得ることはできない．その中で育った子どもはさまざまな

ハンデを負って無理な生き方を強いられることが多くなる．彼らが生きていく過程で，たとえば次の4つのタイプに分けられる．

①優等生タイプ

　子どもは滅多に褒められ認められることはないが，完璧にいい子になって褒められたい，受け入れられたいと頑張る．親から言われなくてもきちんと挨拶するし，お手伝いもするし，勉強もする．大人になってからは社会に出て一生懸命仕事をするタイプである．ひとりで頑張り続けるタイプであり，頑張り続けていないと評価が下がり見捨てられるのではないかと不安になる．決して仕事が好きなわけではなく，不安に追い立てられて余裕がなく手を抜けない．頑張ることで結果を出して評価されると，さらに仕事と責任を負うことになる．

　そして，自分のキャパシティの限界を超えた時，突然動けなくなってしまう．人の相談はいくらでも引き受けるが，自分のことは誰にも相談できない．助けを求めた経験に乏しく，助けを求めることができない．人に嫌われることやダメな奴と思われることが恐怖であるため，余裕がない場合でも頼まれたことを断ることはできない．こうして自分を追い込み破綻に向かってしまう．

　順調な時にはリーダーシップを発揮し，周囲から高い評価を得ることも多いが，行き詰るると助けを求めることができず，自分が頑張れなくなった時は「終わり」となる．柔軟性の乏しい真面目な完璧主義のタイプである．

②問題児タイプ

　優等生タイプのように勉強やスポーツなど誰からも評価される領域ではなく，問題を起こして親に心配してほしい，問題を起こして周囲から一目置かれたいというタイプである．次々と問題行動を起こし，けんかが強いとか，怒らせたら何をするかわからないということで存在感を示す．非行グループや暴力団に入るのはこのタイプである．

　ただし，グループ内で一目置かれても，世間や周囲からは非難の目でみられる．結局は自尊感情を高めることはできず，さらに問題行動がエスカレー

トする．強がったり突っ張ったりするが，実は内心不安と緊張を伴っていることが多く，弱音も吐くことができないため，素面でいることに強いストレスを感じている．

　優等生タイプと同等，あるいはそれ以上に息を抜くことができず，慢性的な過緊張状態にある．苦しくても苦しいことを周囲に悟られるわけにはいかず，孤独であり，生きていくことは容易ではない．

③ピエロタイプ

　小さいころから親の顔色をみて育ったため，周囲にとても気を遣うタイプであり，争いごとを避けようと懸命に立ち回る．人間関係の潤滑油の役割を果たそうと常に周囲の人間関係に気配りをしている．

　あらゆる人々に気を使い，人が機嫌を損ねることに強い不安を感じるため，人といる際には常に緊張を強いられる．生まれ育った家庭内で，暴言や暴力が絶えなかった状況で，親の顔色を窺い周囲に気を使ってきた．懸命に周りに気を使い，円満な人間関係をもてているようにみえても，リラックスすることはできない．ピエロの常として心は孤独でさみしい．

　ひとりでいる時しか安心していられない．誰にも心を許すことはできず，常に，人が不機嫌になること，自分が嫌われること，自分が失敗すること，周囲で争いが起こることの恐怖から逃れようとする．そして，そのことで疲弊している．

④引きこもりタイプ

　優等生になるのも問題児になるのもピエロ役になるのも疲れ果てた，と戦意喪失となったタイプである．人からのストレスを極力避けるために，自分だけの世界に引きこもり，人とは関わらずに過ごすようになる．

　自信も意欲もなくしてしまっており，希望も失っている．この先どうにかできるという思いもなく，人と関わることに恐怖を感じている．

　初めから引きこもりになる例もあるが，かつては優等生タイプとして社会の一線で頑張ってきた人，問題児タイプとして問題行動を繰り返してきた人，ピエロタイプとして会社に勤めて努力してきた人，このような人たちが，

苦しくなった結果，このタイプに落ち着く例が多くみられる．容易に抜け出せないのもこのタイプの特徴である．

　これら4つのどのタイプも依存症になる可能性が高いことが明らかになっている．彼らの共通した特徴は，「自己評価が低く自分に自信をもてない」「人を信じられない」「本音を言えない」「見捨てられる不安が強い」「孤独でさみしい」「自分を大切にできない」となる．これは依存症患者の共通した特徴そのものでもある．

依存症患者の背景にある対人関係の問題 [8, 9]

　依存症患者の共通した特徴は，「自己評価が低く自分に自信をもてない」「人を信じられない」「本音を言えない」「見捨てられる不安が強い」「孤独でさみしい」「自分を大切にできない」である．患者の背景にあるこれらの対人関係の問題を見落としてはいけない（**表1**）．

　かつて，家庭が安心できる安全な場所でなかった場合，そのような家族は「機能不全の家族」と言われた．その中で育ち，生きにくさを抱えたまま大人になった人たちは，アダルトチルドレン（AC）などと呼ばれた．彼らは依存症になる可能性が高い．また，依存症患者の多くが，幼少時に逆境体験にさらされていたという研究報告も相次いで発表されている．

　注意しなければならないのは，依存症になるのは家庭環境，つまり親を始めとした家族の対応に問題があったと決めつけているのではないということ

表1　依存症患者に共通した特徴

＜依存症に関係する人間関係6つの問題＞
1. 自己評価が低く自分に自信をもてない
2. 人を信じられない
3. 本音を言えない
4. 見捨てられる不安が強い
5. 孤独でさみしい
6. 自分を大切にできない
＊自分は親からさえ受け入れられていない，他人から受け入れられる価値がない，と誤解している．

である．家族のさまざまな事情の影響，家庭以外の環境の影響，本人自身の特徴や能力，病気や障害の影響，何らかのアクシデントによる外傷体験の影響など多くの要素が関与している．

　先の事例のように，父親のアルコール問題に家族全員が巻き込まれ，子どもたちは安心感・安全感を親から受けることができなかった場合，上記にみられるような対人関係の問題を抱えてしまう．人に癒やされることを経験できなかったため，物質に酔って仮初めの癒しを求める．苦しい毎日であれば，容易に酔いにとりつかれる．そして依存症になる．

　依存症になると，その人のよさが失われ孤立し自己中心的となる．現実の問題やストレスに向き合わず，気分を変えることを繰り返すために，素面でストレスを抱えることがさらにできなくなっていく．ストレスに弱くなるために，がまんできず，待てず，コツコツと継続して努力できず，切れやすくなる．こうして当たり前にできたこともできなくなり，やる気が出なくて切れやすい人に変化していく．

　依存症の目にみえない最も重要な問題は，「ストレスに弱くなっていくこと」であり，「当たり前にできていたことができなくなっていくこと」である．このことを治療者や支援者は常に理解しておかないと，「やる気がない」「だらしがない」と表面だけをみて責めることになる．できないことを期待して高すぎる目標を設定してしまう．そして期待に沿った結果を出せないと，やれるはずなのにやっていないと失望し，批判して患者を傷つける．患者も自分を責めて自信をさらに失い，苦しくなって人から離れて孤独になり，アルコールや薬物に向かう．このような悪循環を治療や支援の場で繰り返すことが多いことに，治療者は留意しなければならない．

　治療者は，期待通りに結果を出せない患者に対して，性格の問題，意志の問題，道徳の問題として，患者の人格を否定してしまう．このような治療者は，依存症という病気のダメージの大きさを知る必要がある．依存症患者には，深い心の問題があることがみえにくいことも特徴である．彼らは心の内を簡単に語ってはくれない．自分の内面の問題に気づいていない患者も少なくない．

　依存症患者の心の内がみえにくくても，先に述べた「自己評価が低く自分

に自信がもてない」「人を信じられない」「本音を言えない」「見捨てられる不安が強い」「孤独でさみしい」「自分を大切にできない」の 6 項目を常に念頭に置いて関われば，大きく外れた対応になることはない.

　一般的に治療者は，依存症患者に対して，初めから「意志の弱い人」「厄介な人」「トラブルメーカー」「犯罪者」などと陰性感情をもつことが多く，そのことを彼らは敏感に察している．治療者側が患者に対して陰性感情をもった場合，速やかに修正できないと治療は失敗に終わる．トラブルが起きたり，治療者の思い通りにいかなかったりするのは，依存症の症状による場合が多く，そうでなければ治療者の陰性感情に対する反応である.

　依存症になり乱用を続けると，患者はストレスに弱くなっていく．そして，当たり前にできていたこともできなくなっていく．それは現実の問題に向き合って対処することなく，気分だけ変えて問題を先延ばしすることを繰り返すからである．素面ではストレスに対処できなくなっていくことが，依存症の最大の問題であると言えよう．患者は生きるためにドーピングをしてきたようなものである．急にドーピングをやめた場合，当たり前のこともできなくなっているのは当然であろう.

　依存症は，歴史的に性格上の問題，意志の問題，道徳的問題，そして薬物に関しては司法の問題とされてきた．アル中やヤク中のイメージに代表されるように，「不真面目で意志の弱い自己中心的な人格破綻者」「もう終わった人」というみかたが一般的である．依存症が進行すると，表面的には確かにこのような状態になっていく．彼らは，周囲から非難され追い詰められ排除され，そして孤立していく.

　そこには，「病者」という視点が全くみえてこない．筆者らの調査によると，アルコール依存症患者，薬物依存症患者において，「うつ」の既往が，それぞれ78.0％，79.0％，過去の希死念慮が73.2％，90.3％，自殺企図歴が55.0％，59.7％と高率であった [10]．これは臨床場面においても実感できる数字である.

　周囲が患者の内面を理解せずに，物質使用を批難して責め立てると，彼らを死に向かわせる可能性が高まる．依存症はとんでもなく死に近い疾患であることを治療者は知っておく必要がある.

　このような状況はひとり個人の問題であるはずだが，多くの依存症患者は同じ症状をもち，同じ問題を起こし，同じ経過を辿る．性格や環境が異なっていても，依存症になると同じ状態になっていく．ということは，さまざまな問題は個別の問題ではなく，依存症という病気の特徴であると捉えることが自然であろう．

　依存症は糖尿病や高血圧と同じ慢性の疾患であり，適切な治療を行わないと進行する．依存症の問題は，健康問題，就労問題，家族問題，事故・事件，暴力，借金など多岐にわたる．そして放置されると，依存症者は健康，自信，信頼，友人，家族，財産，希望，生きがい，命など大切なものを次々と失うことになる．

依存性物質がもたらしてくれたもの

　依存性物質がもたらしてくれるものとは何であろうか．アルコールや薬物に共通してみられる作用として，「気分を変える」ことが挙げられる．それも，手っ取り早く強力に気分を変えることができる．この特性こそが依存性物質の最大の魅力であろう．

　依存性物質は，脳の働きを抑制して気分を落ち着かせるもの（ダウナー系）と，脳の働きを刺激して興奮させるもの（アッパー系）に大別される．他に幻覚を引き起こすものなどもある．

　ダウナー系の依存性物質は，不安や緊張を軽減し一時的に神経を休めてくれる．過度の不安や緊張から解放されたい患者はダウナー系を好むであろう．具体的には，アルコール，鎮静薬（精神安定剤，睡眠薬など），モルヒネやヘロインなどのアヘン類，有機溶剤，大麻，ダウナー系危険ドラッグなどが含まれる．

　アッパー系の依存性物質は，不安，抑うつ気分，意欲低下，自信喪失などを一時的に解決してくれる．これらの不快な状態から解放されたい患者はアッパー系を好むであろう．具体的には，覚せい剤，コカイン，ニコチン，メチルフェニデート，LSD，MDMA，アッパー系危険ドラッグなどが含まれる．

　ダウナー系にしてもアッパー系にしても，使い初めのきっかけは，好奇心，

興味本位，誘われて，などが多い．気分が変わることを楽しんだり面白がったりする．初めのころは知人・友人など複数で使用することが多い．機会的にイベントなどで使用する時期は，それほど問題は表面化しない．患者も最初からはまろうと思っているわけではない．

依存性物質に手を出した人がみな依存症になるわけではない．では，どのような人が依存症になっていくのであろうか．そのことを知っておくことは大切である．

物質による孤独な自己治療の結果としての依存症

誰もが依存症になるわけではないことは先に述べた．治療関係が築かれてくると，患者の内面がみえてくる．多くの患者が語ってくれたことが参考になる．それによると，依存症患者の物質使用は，「人に癒されず生きにくさを抱えた人の孤独な自己治療」というみかたが最も適切であることに気づかされる．虐待やいじめ，性被害に繰り返しあってきた患者は驚くほど多い．そうでなくても自分で対処できない苦痛を抱えていることが多い．そして，そのことを誰にも話せず誰にも助けを求められない．

彼らにとって，安心感・安全感をもたらしてくれる人（味方）は存在しない．自力で孤独にこの辛い状況に対処しようとする時，物質に酔うという方法と出会い，その時に癒やされた・救われたと感じた場合，その酔いを求めるようになる．あるいは，過去のおぞましい体験が何かの拍子にフラッシュバックのように出現した時，慌てて物質を乱用して感じなくする・麻痺させることもある．同様の効果を期待して，解離したり，自傷したり，過食したり，破壊行動に及んだり，引きこもったりする．依存症患者にこれらの問題が共存することが多いのはそのためである．解離，自傷，過食，破壊行動，引きこもりなどの問題を抱える患者にも，「人に癒やされず生きにくさを抱えた人の孤独な自己治療」という共通点がみられる．根本の問題は同じであることが推測できる．

依存症になる人とならない人の違いは何であろうか．依存症になるリスクの高い人は，物質によって手っ取り早く強力に気分を変える必要のある人である．素面の状態が苦しい人である．つまり，過大なストレスや苦痛を感じ

ていて，それを人間関係や他の方法で解消できないと，繰り返し依存性物質を使用することになり，問題が起きても行動を修正できない，つまり依存症になる．

　整理すると，①そもそも生きにくさを抱えている，②加えて対処範囲を超えたストレスに苦痛を感じている，③現状の苦痛を素面では耐えられない，④人から癒されることができない，⑤依存性物質を使う機会があり効果を得られた，という人は依存性物質に繰り返し酔いを求めるようになる．

　一般に，依存性物質を興味本位に限度なく快楽を求めてはまった結果が依存症であり，もともと性格や意志，その人間自体に問題があったと捉えがちである．しかし，依存症になる人は，苦痛を回避するために使用するようになっていることに留意する必要がある．依存症の経過が長ければ長いほど，快感を求めて使用するのではなく，苦痛除去を目的に使っていることがわかる．

　筆者が行った外来通院中の依存症患者に対する調査によると，依存症患者が依存性物質を使う理由として，「楽しくなるから・気分がよくなるから」が29.5％であるのに対して，「苦しさがまぎれるから」が58.8％であった[6]．多くの依存症患者は，素面が苦しいから依存性物質に「酔い」を求めていることがわかる．

　単なる興味本位の乱用者と，コントロールを失って依存症になった患者との違いを知っておくことは重要である．私たちが臨床場面で相手にする多くの依存症患者は，「人に癒やされず生きにくさを抱えた人の孤独な自己治療」として依存性物質を使っていることは繰り返し述べてきた．彼らが依存性物質を手放せるようになるためには，「人に癒やされ生きにくさを軽減して孤独から解放されること」が必要である．これが，回復のためには治療者・支援者・仲間との信頼関係の構築が必要な理由である．

　依存症患者はひとりでは回復できないと言われる．ひとりで困難に対処しようとした結果，依存症になったとするならば，依存性物質に求めていたものを人から得られるようになることが不可欠である．人との間に信頼関係を築いていくことにより，依存性物質に求めていた過度の不安，緊張，不眠，自信喪失，意欲低下，抑うつ気分，羞恥などの不快な気分に対処できるよう

になることが必要である．そして，これらの問題を依存性物質に頼らずに対処できて初めて，依存症から回復することができる．

　このように考えると，治療者・援助者は，依存症患者に依存性物質を無理に止めさせようとするのではなく，依存性物質に頼る必要をなくしていくことを目標とするべきであることが理解できるのではないだろうか．換言すると，「依存性物質に酔うこと」から「人と信頼関係を築き癒されること」への転換が回復であると言えよう．

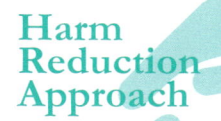

第4章

依存症患者を理解する

「依存症は病気」であることを繰り返し説明してきた．さらに，「依存症患者の背景にあるもの」について，生育環境の影響などから検討を試みた．それでは，依存症患者とはどのような人たちなのだろうか．このことを理解していないと，患者の言動，行動の意味が読み取れず，適切な対応ができない．この章では，依存症患者の理解を深めることを目的としたい．

依存症患者に家庭内や社会でみられる問題の背景には，多くの場合，共通した特徴がみられる．表面的に起こっている事象について，依存症患者の特徴を理解していると対応しやすい．

前提になるのは，先に述べた6項目，つまり，「自己評価が低く自分に自信をもてない」「人を信じられない」「本音を言えない」「見捨てられる不安が強い」「孤独でさみしい」「自分を大切にできない」である．患者の背景にあるこれらの対人関係の問題を見落としてはいけない．

このような6項目の特徴をさらに理解しやすいように具体的にみていきたい．各事項に「本当は」とつけているのは，依存症に罹患したことによって，「ストレスに弱くなり当たり前のことが当たり前にできなくなっていく」という依存症の最大の問題が起きているからである．あるいは，できなくなっていることを，患者は隠そうとして取り繕うからである．このような理由から，依存症患者にみられやすい下記の特徴はみえにくくなっている．依存症患者の「本当の」特徴が把握できると，患者に必要な支援も見えてくる．

依存症患者によくみられる具体的な特徴

依存症患者の多くに認められる具体的な特徴について説明する（**表2**）．

表2	依存症患者の背景にみられる具体的な特徴

1. 本当は，完璧主義できちんとしなければ気がすまない
2. 本当は，柔軟性がなく不器用で自信がない
3. 本当は，頑張り屋であり頑張らなければと思っている
4. 本当は，根はきわめてまじめである
5. 本当は，やさしく人がいい
6. 本当は，気が小さい・臆病・人が怖い
7. 本当は，恥ずかしがりで寂しがりである
8. 本当は，自分は人に受け入れられないと思い込んでいる
9. 本当は，自分は人に受け入れられたいと思っている
10. 本当は，生きていることがつらくて仕方がない

①本当は，完璧主義できちんとしなければ気がすまない

依存症患者は，精力的に頑張っている時以外は，「意欲がわかない，だるい，やる気が出ない」などと訴えることが多い．その状況を，家族や周囲からは，「不真面目，だらしがない，覇気がない，怠けている，いい加減」などとみられる．この状態を医療者は「不安・抑うつ・意欲低下」と評価する．

このような依存症患者にありふれた状態は，患者の完璧主義に起因することが多い．言い換えれば，白黒思考である．彼らは，「何でも完璧にやらなければならない」と常々思っている．それは心理的にも身体的にも大きな負担である．そしてやり遂げる自信がない．何かに手を付けると徹底的に最後までやらなければならない．それはとても気が重いことである．だから，何事も手を付けることに躊躇することになる．

主婦であれば，掃除などの家事ができない．たまに掃除をすると大掃除になる．要領よく目についたところをさっと仕上げることはできない．だから，掃除ひとつをとっても大きな負担を感じてしまう．家が散らかっていることにストレスを感じる．散らかっていることをどうにもできないことにストレスを感じる．

仕事についても，この傾向がはっきりみてとれる．多くの患者は仕事をしたがる．ただし，本当にしたいのではなく，しなければならないと思っているのである．仕事につけば自分の情けなさは，ある程度解消できると考える．自分が情けないと思うほど，劣等感が強いほど，それを挽回しようとフルタ

イムの高給取りの仕事に就こうとする．何年も仕事を離れていた患者が，いきなりフルタイムで働けるはずがない．長期に練習もせずに試合から離れていたのに，いきなり出場してホームランばかりを狙っているようなものである．空振りの三振に終わることは目にみえている．一発逆転を狙いすぎて自滅してしまうことになる．「リハビリだと思って，週3日あるいは半日の難しくない仕事から始めましょうよ」という助言は彼らの耳には入らない．

採用されたとしても，マラソンに出場しているのに，100メートル走に出ているかのように，スタートと共に猛烈なダッシュをして全力で働く．全く余裕はない．「そんな働き方をしていたら，誰でも続かなくなるよ」といっても修正できない．そして勢いは続かない．1カ月もすると勢いは落ちてきて苦しくなる．そうすると，一転，「自分はダメだ」と戦意喪失して出勤できなくなる．ドーピングに飲酒や薬物を使用して仕事を続けようとするが，これも長くは続かない．このような行動は，周囲からみると，「身の程知らず，高望み，自分がわかっていない，不器用」と評される．

結局，患者は失敗して落ち込み自責的となる．そして，連続飲酒，連続使用，自傷行為，自殺企図，引きこもり，暴力行為などの問題行動という形をとる例も少なくない．彼らは再び，「意欲低下，抑うつ，引きこもり」の状態に戻っていく．この繰り返しである．

余裕のある人はこのようにはならない．柔軟な対応ができ要領よく対処できる．きちんとやらなければいけないと思っているから苦しいのである．本当にいい加減であれば，「意欲が出ない，だるい」などと悩むことはないはずである．できないこと，手が付けられないことに引け目をもっている．だから，家族や周囲から叱責されると落ち込んだり反発したりする．言われなくてもわかっているのである．ただ，できないのである．

以上のような問題は過剰適応の結果と捉えられる．その背景には，完璧主義・白黒思考がある．これらは容易に変えられるものではない．その根底にあるのは強い不安である．先に述べた優等生タイプと重なる．

②本当は，柔軟性がなく不器用で自信がない

自信があるようにふるまう患者，突っ張っている患者をみることがある．

それらの多くは，自信のなさの裏返しである．本当に自信があるのであれば，自信があるようにふるまう必要はないであろう．自信のなさや不安をカバーするために完璧主義になる．つまり①で述べたとおりである．

　完璧主義はうまくいっているうちは周囲から評価されるが，実行できなくなれば苦しくて仕方がない．自信もなくなっていく．実行できなくなっているのに，完璧にやり遂げようとする．少しずつコツコツと取り組んでいくことはできない．不安と焦りがあるので，野球でいえば四球や内野安打で十分なのに，すべての打席でホームランを狙おうとする．そして，三振を繰り返す．

　彼らに欠けているのは柔軟性である．融通が利かない．要領が悪い．つまり，柔軟性がなく不器用である．ここぞという時に，しくじってしまう．勝負どころで失敗する．どうしてそうなるのであろうか．それは，自信がないからである．不安だからである．不安だから修正できない．余裕がないから修正できない．同じ方法を繰り返して同じように失敗することになる．そして，さらに自信を失っていくという悪循環に入っていく．

③本当は，頑張り屋であり頑張らなければと思っている
④本当は，根はきわめてまじめである

　依存症患者は，元々は頑張り屋であり実際に頑張ってきた人が多い．そして，依存症になっても頑張らなければと思っている．根はきわめてまじめな人たちである．まじめに頑張らなければと思っていて，頑張れなくなっているから苦しいのである．頑張れず苦しい時に，人に助けを求めることができない．人から癒されることができない．そのため，患者はアルコールや薬物を使って「ドーピング」をする．ドーピングは「孤独な自己治療」として行われるのである．

　まじめに頑張っても苦しい時，アルコールや薬物は癒してくれた．だから手放せなくなっていった．根底には，まじめに不器用に頑張ってもどうにもできなくなっているという状況がある．まじめでなければ，これほど苦しまないであろう．頑張らなければと思っていなければドーピングしてまで取り繕うとはしないだろう．

⑤本当は，やさしく人がいい

　強面で暴力的な行動を繰り返してきた患者であっても，治療関係が築かれ信頼関係が生まれてくると，人は変わってくることを実感している．強面で暴力的な患者ほど，実は孤独で寂しかったのではないだろうか．しかし，そんな不器用でダメな自分をまともに相手にしてくれるはずはない．そんな思いが，なおさら強面で暴力的な人間にしてきたように思える．

　強面で暴力的な患者でも，実は「いい人でいたい」と思っていることが多い．彼らが，ふとした瞬間に小さな子どもや動物にやさしい気づかいをみせることがある．このような行動は，普段は突っ張っているので，舐められないように威嚇していて，強面でやさしさを排除するような態度をとっているために，自然にバランスをとっているようでもある．

　このような患者には，決して見下すことなく人として尊重し，このような思いをもっていることを理解して関わると，鎧の裏にあるやさしい姿をみせてくれるようになるものである．強面は人を信じられないためのガードであり，暴力的なのは自分を守るためのガードである．これらは信頼関係を築けるとみごとに消える．その時現れるのは，彼らの「やさしく人がいい」姿である．

　強面でなくても，依存症患者は総じてやさしく人がいい．それは，自信のなさ，見捨てられ不安，人に受け入れられたい思い，人が怖いことによる場合などがあると思われる．アルコール依存症の家族が患者を評して，「飲まなければいい人なのです」「本当はやさしい人なのです」と口を揃える．薬物依存症の家族も患者を評して，「本当はやさしくて，人を気遣ってくれる子なのです」と述べる．家族の本人を評する言葉にみてとれる．

　患者が，「やさしく人がいい」とみられなくなっているのは，依存症に罹患し，追い詰められて余裕を失っているからであろう．アルコールや薬物の影響を受けているからであろう．周囲から孤立して自暴自棄になっているからであろう．つまり，病気になって人が変わったようにみえてしまうのである．

⑥本当は，気が小さい・臆病・人が怖い

⑦本当は，恥ずかしがりで寂しがりである

　依存症患者には，対人恐怖的傾向があることは重要な特徴である．依存症の背景には人間関係の問題がある所以である．彼らは，気が小さく，臆病で，人が怖く，恥ずかしがりで，寂しがりである．彼らはこれらを恥じて隠そうとする．

　アルコールや薬物は，これらの対人的不安を軽減するために使われる．対人恐怖的傾向が強ければ強いほど，アルコールや薬物の効果を強く感じられれば感じられるほど，依存症になる可能性は高いであろう．基本にこのような対人的傾向があることを知っておくと，治療に対して抵抗が起きたり，自助グループやリハビリ施設につながったりすることの困難が理解できる．これをけしからんと責めても解決しない．そのもとにある対人不安を軽減する支援が必要である．

　彼らが，不安・緊張を軽減するベンゾジアゼピン系薬剤に容易に依存するのは，このような対人不安が強いからである．対人不安は，治療関係の中で時間をかけて解決していけるように支援することが求められる．診察場面は，その解決のための場でなければならない．患者が，安心して癒される場にしなければならない．

⑧本当は，自分は人に受け入れられないと思い込んでいる

⑨本当は，自分は人に受け入れられたいと思っている

　これらの項目は，先の項目ともつながっているが，自分は親からさえ受け入れられる価値がないと思っている．だから，当然他者にも受け入れられる価値がないと思っている．

　しかし，親にも他者にも自分を受け入れられたいという思いは強い．しかし，嫌われることが怖い．見捨てられることが怖い．人に好かれる自信はない．人が怖い．自分はダメだと思っている．

　どうすれば受け入れてもらえるかがわからない．そのため，一生懸命頑張ろうとする．人にやさしく気遣う．頼まれたことは断れない．対人関係はストレスが高いものにならざるを得ない．彼らの対人関係は不安と緊張から，

不自然なものとなりぎこちなく，人と打ち解けられない．

　対人不安・緊張を軽減するためのドーピングとして，アルコールや薬物が必要になる．人と一緒にいるだけでも，アルコールや薬物を要する例も珍しくない．先に述べた対人恐怖が，受け入れられることを阻んでしまうことになる．

⑩本当は，生きていることがつらくて仕方がない

　そもそも対人不安が強く，人と安心できる関係が結べなければ，患者は寂しく孤独である．自信ももてない．順調に事が進んでいる時は紛れていても，行き詰った時は人に助けを求められない．

　アルコールや薬物に酔って凌ぐしかない．しかし，それを繰り返しているうちに効果は減弱し，マイナス要因ばかりが強くなってくる．しかし，それらを手放すことはできない．酔い続けているうちに，素面でいることができなくなっていく．素面でいることが怖くなっていく．

　生きることがつらいために，アルコールや薬物に酔って凌いできたが，その方法は行き詰まり，素面でいることがさらにつらくなっている．どうしようもなく行き詰ってしまった彼らは，生きていることがつらくて仕方がなくなっている．誰ともつながっていなければ，死ぬことを考える．元々死にたいくらいつらかった人が，依存症になり，本気で死にたいと思うようになっていくことは不思議なことではない．それでも生きたいから人に助けを求める．これが回復の契機となる．この機会を治療者・支援者は逃してはならない．

依存症患者を理解した支援

　以上，10 項目について具体的に述べてきた．ここに挙げた特徴は，不安障害や気分障害などの，ありふれた精神疾患で受診してくる患者とそのまま重なるのではないだろうか．このような人たちは精神科臨床場面にみられる人たちである．さらには，人間関係に悩む人たちの多くにみられることでもある．

　依存症患者は，まじめに頑張ろうとするが不安と自信のなさから，周囲の

評価が必要以上に気になり，完璧な結果を出さなければと苦しむ不器用な人たちである．誰でもが依存症になりうる．生きにくい人たちが依存症になる．人に安心して頼れない人が依存症になる．

　このことが理解できていれば，適切な治療・支援を提供できるであろう．飲酒や薬物使用がやめられないことが症状である．苦しいからやめられない．やめさせるのではなく，苦しさ，生きにくさを人の支援によって支えていくことが正しい支援である．頼みの綱のアルコールや薬物を取り上げることではない．患者が手放せられるように支援することである．

　依存症治療において，患者を正しく理解することは最も重要である．患者に誠実に向き合い患者を理解しようとする姿勢が，患者の閉ざされた心を開く唯一の方法である．そして，先入観，誤解，偏見に囚われない正しい理解が，患者に対して適切な回復支援を行うための生命線でもある．

第5章

依存症治療とは
どのようなものか

　これまで依存症について，そして依存症者について振り返ってきた．この章では依存症の治療について確認しておきたい[6, 8, 9]．

　直接依存症を治療できる薬物療法はないことから，心理社会的治療が治療の中心となる．

　依存症治療の構成は，①治療関係づくり，②治療の動機づけ，③精神症状に対する薬物療法，④解毒・中毒性精神病の治療，⑤疾病教育・情報提供，⑥行動修正プログラム，⑦自助グループ・リハビリ施設へのつなぎ，⑧生活上の問題の整理と解決援助，⑨家族支援・家族教育からなる（表3）．

　これらのうち，①治療関係づくり，②治療の動機づけがきわめて重要であり，これらが不十分なまま進めてもいい結果は期待できない．

　また，④解毒・中毒性精神病の治療を除けば，通常の精神科治療と何ら変わるものではない．重要なことは，「依存症の治療は他の精神科疾患と同様であり，何ら特殊なものではない」ということである．専門医療機関でなけ

表3 依存症の治療

1. 治療関係づくり
2. 治療の動機づけ
3. 精神症状に対する薬物療法
4. 解毒・中毒性精神病の治療
5. 疾病教育・情報提供
6. 行動修正プログラム
7. 自助グループ・リハビリ施設へのつなぎ
8. 生活上の問題の整理と解決援助
9. 家族支援・家族教育

れば治療できないなどというものではない．依存症治療が特殊だとするならば，それは治療者の意識の問題である．

治療関係づくり

　治療の成否は治療関係に大きく左右される．治療関係が良好であることは，有効な治療の実践には不可欠である．依存症の元には対人関係の障害がある．治療者には，依存症患者の特徴を踏まえた適切な対応が求められる．依存症治療の最も重要なポイントは，信頼に裏付けられた良好な治療関係の構築にあると言っても過言ではない．

　人は，自分に関心をもち存在を認め評価してくれる相手に，無用な攻撃を向けることはない．治療者に患者への陰性感情が強く，対決的になる場合は論外として，良好な治療関係が築けていない時には，治療者に潜んでいる陰性感情や忌避感情が無意識に表出され，患者が敏感にそれを感じ取っているのではないだろうか．

治療の動機づけ

　わが国ではこれまで動機づけについて，家族などの援助を極力排除して現実に直面させ，つらい思いをさせて「底をつかせる」ことが正しい方策であるとされてきた．しかし，「底をつかせる」ことにエビデンスはなく，悲惨な結果を招くことも少なくなかった．現在は，動機づけは治療者の重要な役割であるとされ，動機づけ面接法や随伴性マネジメントといった手法を積極的に取り入れることが推奨される．

　動機づけに際しては，①患者に対して陰性感情をもたず敬意をもって向き合う，②患者の健康な面を積極的に指摘して評価する，③「患者がどうなりたいか」に焦点を当てた治療目標を設定する，④前向きな発言が具体的行動につながるように促す，⑤過大な期待をせず長い目で回復を見守る，⑥動機づけ面接法や随伴性マネジメントを積極的に取り入れる，などに留意する．

精神症状に対する薬物療法

①抗酒薬と抗渇望薬

　依存症を薬物療法で解決することはできない．しかし，海外では物質使用の渇望自体を抑える薬の開発が積極的に行われてきた．そして，わが国で初めてアルコール依存症に対して，アカンプロサート（レグテクト®）が断酒補助薬として認可された．さらには，2019年3月からナルメフェン（セリンクロ®）が飲酒量低減薬として使えるようになった．

　これまで，アルコール依存症の薬物療法としては，シアナミド（シアナマイド®）とジスルフィラム（ノックビン®）の抗酒薬が使われてきた．これらの服用によって断酒の足掛かりを作った患者もあるが，半ば強制的な服薬の勧めによって，あるいは入院患者への一律の服用を求めたため，服薬が続かず定着しない例が少なくなかった．多くのアルコール依存症患者にとって，服薬に抵抗のある薬であると言ってよいだろう．

②アルコール離脱の置換療法と「渇望期」の対応

　アルコール依存症の症状の特徴として，顕著な離脱症状が挙げられる．早期（6〜48時間）にみられる症状として，悪心，嘔吐，発汗，手指振戦，心悸亢進，頻脈，血圧上昇，呼吸促拍，頭痛，不眠，不安，焦燥などがある．さらに，重度になると，錯視・幻視，幻聴，筋硬縮，強直間代性けいれん発作などがみられ，後期（48〜96時間）には振戦せん妄に至る．これらの激しい離脱症状を抑えるために，アルコールと交叉耐性を有するジアゼパム（セルシン®，ホリゾン®）による置換漸減を行う．

　離脱症状を脱した後に，数日から2週間をピークとする，不安焦燥が高まり情動不安定となる時期が来る．このような時期はアルコール依存症だけではなく，薬物依存症にもみられる．入院直前まで使用していた覚せい剤依存症患者に典型的である．筆者は，「渇望期」と名付けて注意を喚起しているが，この時期には薬物療法の調整・強化を要することが多い．

③随伴する精神症状に対する薬物療法

依存症には，さまざまな精神症状を伴うことが多い．気分障害，不安障害を初めとして，依存症以外の問題は全くないという患者の方が稀である．最近は，発達障害の併存がクローズアップされている．他にも精神病性障害，PTSD，摂食障害，パーソナリティ障害，心身症，身体表現性障害，発達障害など，あらゆる精神疾患の合併は起こりうる．

このような精神科的問題が依存症自体を悪化し，依存症の悪化が新たな精神症状・精神疾患を生み出す．依存症の治療を妨げている随伴する精神疾患・精神症状に対して，適切な薬物療法を行うことは重要である．

ただし，一般的に依存症患者は安易に強力な処方薬に頼る傾向が強いことから，希望のままに処方に応じることは慎まなければならない．特にバルビツール類やベンゾジアゼピン系の薬剤は，容易に処方薬依存を引き起こすため注意を要する．アルコールの渇望自体を処方薬で完全に抑制することは困難であっても，渇望につながる不安・焦燥感，抑うつ気分などに対して，適切な薬物療法を行うことは有効である．

解毒・中毒性精神病の治療

連続飲酒状態が続いたり，危険な行動を伴ったり，身体面が深刻であったり，離脱時のけいれん発作，振戦せん妄が活発化したりする危険があれば入院治療を行う．解毒入院は専門病棟でなくても可能である．ただし，依存症に特有な「渇望期」の特徴を知っておくことは大切である．アルコールの離脱期後や，覚せい剤精神病の症状消退後に意欲減退・嗜眠傾向などがみられるが，これを薬物療法による過鎮静と誤解されやすい．この時期と，その後に続く「渇望期」の特徴を踏まえて，症状が落ち着いても状態の変化には十分注意する．

疾病教育・情報提供

慢性疾患である依存症では，糖尿病や高血圧症患者，あるいは他の精神疾患，たとえば統合失調症患者などに対して行われる疾病教育・情報提供と同じく，疾病教育や回復に向かうための適切な情報提供が大切である．ミニ講

義やパンフレットの読み合わせを，集団あるいは個別で行い，簡便なワークブックを利用できればよい.

行動修正プログラム

行動修正プログラムは狭義の依存症治療とされる. 何らかの行動修正プログラムがあれば治療的関与は容易になる. 依存症に関する講義, 自助グループ形式のミーティング, ワークブックを使った認知行動療法的スキルトレーニング, 運動療法, SST, 作業療法, 内観療法などがある.

依存症治療の有効性にエビデンスのある認知行動療法的アプローチが, ミーティングと並んで主流になりつつある. 具体的には再飲酒・再使用を防ぐ知識と技術を身につける.

現在, わが国において, SMARPP を基本としたワークブックを使ったプログラムが薬物依存症治療の柱として導入されている. また, 久里浜医療センターでは, 認知行動療法を取り入れたプログラム（GTMAC）をアルコール依存症患者の入院治療の中心に置いている.

しかし, プログラムがなければ治療できないわけではない. 集団のプログラムを通して, 同じ症状と同じ目的をもつ仲間として他のメンバーを受け入れられれば,「信頼できる仲間」と「安心できる居場所」が得られるようになる. そして, 人に癒されるようになってアルコールや薬物を手放せるようになる.

自助グループ・リハビリ施設へのつなぎ

アルコール依存症の場合は, 断酒会, AA などの自助グループやマックなどの回復支援施設（中間施設）, 薬物依存症では, 自助グループである NA や回復支援施設であるダルクなどに関する情報提供と共につながりを設定する. 家族や医療機関スタッフ同伴で見学をしたり, 自助グループメンバーや回復施設スタッフが来院してくれる「メッセージ」を利用したりする. 回復者と直接接することは, 患者にとって貴重な体験となる. すぐにつながらなくても, 後に有効であることが多い.

家族も同様に断酒会, 家族の自助グループや家族会への参加を促す.

生活上の問題の整理と解決の援助

依存症患者は問題を先送りにするため，さまざまな生活上の問題を抱えている．現実の問題に向き合わず，気分だけ変えて問題を先送りしてきた例が多い．問題は放置され雪だるまのように大きくなっている．また，患者自身が問題解決能力に乏しく，適切な援助資源をもたないことも多い．これらの要因が依存症からの回復の妨げになる．

回復のためには，患者と共に問題の整理と解決を進めることは重要である．利用できる社会資源の活用，問題の優先順位に沿った対処計画の作成などを，患者の自主性を妨げないように支援する．こうして問題の整理が進むと回復の意欲が高まる．患者のできることは患者にやってもらい，できないことは援助することが基本になる．

家族支援・家族教育

わが国の依存症相談・治療システムが整備されていないため，あるいは啓発・広報が十分ではないため，家族に負担が集中しており，家族は疲弊している．家族が慢性的なストレスから精神的に病んでしまうことも少なくない．そのため，家族に対して適切な支援を行うことは重要である．

まず，家族のこれまでの労をねぎらい，家族の状態に応じて望ましい対応を提案していく．家族教室への参加，家族会，自助グループへのつなぎが目標となる．

家族が家族会や家族のグループにつながり続けると家族のストレスは軽減し，患者に対して適切な対応ができるようになる．本人に介入する手立てがなかったり，よい反応が期待できなかったりする時は，家族への関わりを優先する．

第6章

依存症からの回復に
大切なもの

安心できる居場所と信頼できる仲間があって
人は癒される

　依存症の背景には対人関係障害があり，依存症患者の多くに「自己評価が低く自分に自信がもてない」「人を信じられない」「本音を言えない」「見捨てられ不安が強い」「孤独でさみしい」「自分を大切にできない」などの特徴がみられることは先に述べた．治療者は，これらの特徴を十分理解して関わることが必要である．基本的には，彼らを「尊厳あるひとりの人間」として誠実に向き合うことである．

　患者の心の中には必ず，「このままではいけない」「変わりたい」「回復したい」という思いが存在する．そして，自分を理解してくれ，信用して本音を話せる拠り所を求めている．人の中にあって安心感を得ることができなかったために，物質による仮初めの癒しを求め，のめりこんだ結果が依存症である．とすると，人の中にあって安心感・安全感を得られるようになった時，アルコールや薬物によって気分を変える（酔う）必要はなくなる．

　依存症からの回復のためには，その背景にある対人関係の問題を改善していくことが必要である．その回復を実践する場が，自助グループであり回復支援施設である．そこにつながり続けていれば，回復は現実のものとなる可能性は高い．

　ただし，依存症患者がいきなり自助グループや施設につながることは難しい．患者にとって，素面で集団の中にひとり入って自分の内面を話すということが，いかにハードルの高いことであるかを治療者は理解しなければなら

ない．それができていれば依存症にはなっていなかったであろう．自助グループや回復支援施設に「つながらない患者が悪い」，という物言いはご法度である．つながることが困難であるなら，どうすればつながりやすくなるかを一緒に考えていくことが治療である．

　依存症患者にはしばしば精神疾患や精神症状が伴う．これらの状態や症状に対して適切に対処することも，依存症からの回復のために大切である．併存疾患が依存症の回復を妨げていることもしばしばみられる．発達障害などの併存障害を有すると，集団の治療プログラムや自助グループのミーティングにつながることが困難になりやすく，患者に応じた個別メニューや時間をかけた治療介入を要する．依存症と併存疾患の治療は，同一の医療機関で統合的に進めていくことが奨励されている

　先に述べた通り，依存症者の飲酒・薬物使用は，「人に癒やされず生きにくさを抱えた人の孤独な自己治療」という視点が最も適切である．患者は，幼少時からの虐待，いじめ，性被害など，心に深い傷を負っていることが驚くほど多い．そして，人と信頼関係をもてず誰にも相談したり助けを求めたりできない．対処できない困難に直面する時，物質使用，解離，自傷，拒食・過食，問題行動などによって何とか凌いできた．生きづらさと孤独は依存症・アディクションが根付く温床となる．孤独が深まり絶望した患者は自殺に向かうことも多い．

　治療者は，物質使用の有無ばかりに囚われた近視眼的な関わりになることなく，その背景にある「生きにくさ」「孤独感」「人に癒やされなさ」「安心感・安全感の欠乏」などをみすえた関わりでなければならない．

　最近，わが国でも依存症治療は大きく変革されてきている．その主な理由は，海外で豊富なエビデンスのある治療法が導入されたためである．この新しいアプローチは，患者と対決せず，患者の変わりたい方向へ支援し，よい変化に注目して十分評価する．失敗しても責めることなく，フィードバックしてよりよい方策を話しあう．これまでの依存症治療の悪しき点として「患者を甘やかすな」「痛い目に遭わないとわからない」「言うとおりにしないと入院させない」といった誤った治療スタンスが挙げられる．これらの対応とは，全く逆の方法が推奨されていることになる．

　依存症の目にみえない最も重要な問題は，ストレスに弱くなり当たり前のことができなくなっていくことである．私たちは，それを「怠け」や「やる気のなさ」，「甘え」と誤解しがちである．患者が，「やらない」のではなく，「やれなくなっている」と理解する視点が必要である．

　患者に敬意を払い対等の立場で患者の健康な面に訴えかけていく，という当たり前のことがなされていなかったという反省に立ち，筆者が提案しているのが表4に示す10カ条である．これらは，依存症患者に対して決して特別なものではない．あらゆる精神疾患の患者に対して，さらには健常者同士のコミュニケーションにおいても当たり前に大切なことである．この当たり前の対応を治療者が依存症患者に対してもできるか否かが問われる．この基本的な治療者の姿勢が維持されなければ，どのような「高級な」治療を行ったとしても，望ましい治療であるとは言えない．逆に，この治療者の姿勢が維持されていれば，それだけでいい治療になると考えている．そのくらい治療者の患者に対する姿勢は重要である．

　要するに，依存症からの回復に必要なものは，「人からの癒し」であり，それを得られるための信頼関係である．具体的には，先に述べた6つの特徴の改善である．進行した重度の依存症患者であっても，「信頼できる仲間」と「安心できる居場所」ができた時に回復は始まる．逆に，信頼関係を築けないところに依存症は発生すると言えよう．これは予防的な観点からは重要なことである．

表4　依存症患者への望ましい対応10カ条

1. 患者一人ひとりに敬意をもって接する
2. 患者と対等の立場にあることを常に自覚する
3. 患者の自尊感情を傷つけない
4. 患者を選ばない
5. 患者をコントロールしようとしない
6. 患者にルールを守らせることに囚われすぎない
7. 患者との1対1の信頼関係づくりを大切にする
8. 患者に過大な期待をせず，長い目で回復を見守る
9. 患者に明るく安心できる場を提供する
10. 患者の自立を促す関わりを心がける

荒海をひとり漂流する命綱が
アルコールであり薬物である

　小林桜児氏は，その著書『人を信じられない病』[11] の中で，依存症患者にとってのアルコールや薬物を「浮き輪」に例えて説明している．筆者も全く同感である．筆者のイメージについて述べてみたい．

　依存症患者を，荒海に浮き輪ひとつで漂流する者に例えよう．彼は浮き輪に必死にしがみついて生き延びようとしている．人が大勢乗っていたボートでは，人間関係が苦しくていたたまれず，浮き輪ひとつを抱えて自ら海に飛び込んだ．初めは苦しい人間関係を離れて快適に感じたが，徐々に孤独で寂しくなってきた．そのうち海は荒れてきて浮き輪だけが命綱になった．この浮き輪を手放してしまうと死んでしまうだろう．何度も手を放して死んだ方が楽かもしれないと思った．それでも浮き輪は唯一の味方であった．

　そこへ，ボートが近づいてきた．ボートに乗った大勢の人たちの中には家族もいた．ボートのみんなは，ひとり浮き輪をもって海に飛び込んだ彼を嘲笑した．自業自得だと口々に責め立てた．「そんな浮き輪なんか捨ててしまえ！」と責められ，浮き輪にしがみつく彼を攻撃した．そして，無理やりその浮き輪を取り上げようとしてきた．彼は恐怖を感じて必死に抵抗した．浮き輪を取られたら生きていけない．浮き輪は命綱であった．そんなことは無視をして，「そんな浮き輪にしがみついていたら死んでしまうぞ」と強引に浮き輪を取り上げようとする．彼にとってみんなは敵以外の何者でもなかった．浮き輪を手放しては生きていけない．その浮き輪をみんなは悪者扱いする．彼はもう浮き輪があっても安心できないことはわかっていた．しかし，それ以外に生きていく方法がわからなかった．

　ボートに乗っている人たちは，「こっちにおいで」と手招きする．しかし，人は彼にとって自分を傷つけた信用できない連中であった．そのなかに，ひとりやさしい表情で「もうあなたは十分頑張ったのだから，ボートに戻っておいで．誰もあなたを傷つけないよ．味方だよ」と語りかけてきた．簡単には信用できなかった．なぜならこれまで人に何度も裏切られて傷つけられてきたからであった．ボートのひとりは，それでも諦めずに語り掛けてくれた．

彼はその人を信じたかった．でも怖かった．浮き輪を本当に手放していいのだろうか．人より浮き輪を選んで荒海を漂流してきた彼であったが，身体も心もすでにボロボロであった．

「助けて！ 助けて！」．彼は初めて心の底から叫んだ．彼はボートに移ることを選んだ．浮き輪に頼って生きることはもはや限界に来ていた．そのことは誰よりも彼自身が知っていた．しかし，誰かに浮き輪を取り上げられることは耐えられなかった．恐怖だった．ボートの人たちは怖いけれど信じてみようと思った．恐る恐るボートに手を伸ばし浮き輪の手を離した．海に突き落とされる不安に身がすくんだが，その人がボートの先端に立って，笑顔で彼の手をしっかり握ってくれた．彼はボートに移った．「よく戻ってきたね．君は仲間だよ」．ボートの人たちは優しかった．温かった．彼を歓迎してくれた．彼は涙が止まらなかった．ずっと寂しかった．孤独だった．死にたいと何度も思った．しかし彼は生き延びた．それだけではなく，人を信じられるようになった．人に癒されるようになっていた．

私たちは依存症者の浮き輪を無理やり取り上げてはいけない．そうすれば，逆に恐怖からしがみ付くであろう．これまで彼を支えてきた浮き輪に代わるものを私たちが提供できるか否かが問われている．ボートに移ってもらうためには，彼の思いに耳を傾け，敬意をもって根気強く語り掛け続けることであると考えている．

エビデンスに基づいた
依存症治療から得たもの

　エビデンスに基づいた治療は，依存症からの回復には何が必要であるかを知るヒントを得ることができる点で貴重である．一つひとつの治療の実践の背後にある大切なものを見落とさないようにしたい．

　その技法も重要であるかもしれないが，技法だけに流されてはいけない．有用な治療には共通した真実があるはずである．この章では，そのような視点で，何が依存症患者の回復に必要であるかを具体的にみていきたい．

マトリックスモデルを取り入れた SMARPP の導入

　これまでのわが国の依存症治療は，入院治療を中心として，自助グループやリハビリ施設につなげることを目的にプログラムが組まれてきた．ただし，容易につながるものではなく，つながることができなければ，それ以上の手立てを持ち合わせていないのが実情であった．そこで，新たに登場したのが認知行動療法的アプローチであり，動機づけをいかに進めていくかが重要な課題になっている．ミーティング至上主義（自助グループに頼りすぎ）から，エビデンスに基づいた治療へと大きく舵が切られ始めている．

　現在，認知行動療法的スキルトレーニング，動機づけ面接法，随伴性マネジメントなどを取り入れた治療が導入され，広がりつつある．新たな治療の考えでは，「依存症に否認があるのは当然であり，底つきを待つのではなく，動機づけを積極的に行う．その際に，動機づけ面接法や随伴性マネジメントなどを使った介入を行う．治療の中心は認知行動療法的スキルトレーニングであり，患者のハイリスク状況を明らかにして，適切な対処法を身につける．自助グループへの参加は重要であるが，参加できない場合でも使用できる有

効な治療手段を積極的に導入する.『依存症は慢性疾患である』という認識に立って，患者が『治療から脱落しないように配慮する』ことが大切である」，となろう.

具体的な治療モデルとして，現在わが国に取り入れられているものの代表がマトリックスモデルである.米国ロサンゼルスにある Matrix 研究所が提示・実践している包括的な中枢神経刺激薬依存症の外来治療プログラムであり，アルコール依存症にも有効性が確認されている.この治療プログラムは有効性に豊富なエビデンスがあり，米国以外でも取り入れられている.

マトリックスモデルの特徴としては，治療継続性を重視し，乱用が止まらない責任は患者ではなく援助者側にあると考える.尿検査はあくまで治療状況を把握するためで，警察には通報しない.プログラムでは明るく受容的な雰囲気を重視する.ワークブックを用いて具体的な「やめ方」を集中的に身につける，というものである.新たな治療手法として，認知行動療法的スキルトレーニング，動機づけ面接法，随伴性マネジメントがあり，従来から行われていた手法として，家族教育，自助グループ，個別カウンセリング，尿検査（モニタリング）などがある.これらを包括的に組み合わせている.

このマトリックスモデルを手本として，わが国に適するように開発されたのが，SMARPP（Serigaya Methamphetamine Relapse Prevention Program: スマープ）である [12, 13].依存症患者が外来治療から脱落することを防ぐ目的で始められ，勉強会形式なので参加しやすい.マトリックスモデルは専門的なプログラムであるが，SMARPP は専門性を排除し，経験の浅いスタッフでも患者と一緒に学習していくスタンスを取る.これにより治療の場が広がることで一定の成果を上げられる.医療機関に限らず，どこでも実施可能であり，現在，精神科医療機関の他に，精神保健福祉センター，司法機関，ダルクなどでも施行されている.薬物依存症に関して著しく限られていた治療の場を広げられたこと，そして治療に関わる人を一気に増やせたことが，SMARPP の最大の功績である.

海外で実践されている心理社会的治療

海外で実施されているエビデンスに基づいた治療技法の中から，主なもの

を取り上げて紹介する.

1 ▶ 動機づけ面接法 [14, 15]

　動機づけ面接法は，ミラーとロルニックによって開発された介入法で，治療への動機づけを高めるための認知行動療法的技法である．「やめたい」「やめたくない」という矛盾点を意図的に拡大し，本人の「やめたい」方向を選択的に強化する．実際には，変化の方向へ向かう具体的な発言（チェンジトーク）を積極的に引き出す対応を行う．チェンジトークが多ければ多いほどその方向に行動が変化するというエビデンスに基づいた戦略を採るが，傾聴を重視して抵抗への対決を回避するため，否認の強い患者にも有効である．また，指示的で直面化を多用する方法より有効である．専門的な技法であるが，対応の概要やスタンスを知っているだけでも治療的に有用となる．

　動機づけ面接法を依存症患者への新たな対応の象徴とみることができる．対決せず，患者を傷つけず，動機づけしていく．それも力づくで変えられたという不快感は患者にはない．むしろ信頼関係を深めていくこと，患者が自己効力感を高めていくことなど，メリットは大きい．

　この方法は，無理やりやめさせることとは正反対である．自然に自ら手放せるように関わっていく．

2 ▶ 認知行動療法的スキルトレーニング [16]

　対処スキルトレーニングは，認知行動療法の中心となるものであり，個人に特有の危険な状況を明らかにして，それを回避したり積極的に対処したりする治療技法である．たとえば，薬物仲間や売人からの電話やメール，入手していた環境，繁華街，週末，給料日，ストレスが高まった時など，自分に再使用が起こりやすい状況を知り，その対処を行う．危険な状況を意識することなく薬物を使ってきた行動を，別の適応的行動に置き換える．アルコールの場合も同様に考える．

　これまで，依存症治療として「がまん」と「自助グループ参加」で対処してきた患者に，新たな治療が導入されることになった．具体的に止め方を学んでいくというプログラムは，患者にとっても新鮮であり，これまで気づか

ずに自らリスクの高い行動を取っていたことを自覚する機会となる．日常生活に直結した内容であるため，治療に取り組んでいる実感をもちやすいこともメリットである．意志の力やがまんに頼ってきた患者に別の視点を提供することができる．この方法も，無理やりやめさせようとすることとは正反対である．

3 ▶ 随伴性マネジメント

随伴性マネジメントとは，治療の脱落を防止し，動機づけを維持するための行動療法的技法であり，治療に参加するたびに報酬を与える．報酬が除去されると効果は消失するため，動機づけ面接法を併せて行う．罰と報酬を適切に提示・実行することで効果が得られる．この方法は，すでにさまざまな領域で当たり前に取り入れられていることである．その手法を依存症治療にも取り入れる．患者も理解しやすく容易に受け入れられる手法であろう．

随伴性マネジメント，つまり「飴と鞭」での対応は，誰にとってもわかりやすい．実際に飴は人を動かす．筆者らは，罰を排除してごほうびに特化し，「ごほうび療法」として，積極的に導入している．小さなごほうびが患者を動かすという事実を，日々の臨床場面で目の当たりにしている．これまで，患者に罰で対処してきたこととは，全く正反対の対応である．依存症患者にごほうびを提供することに抵抗を感じる治療者もいるだろう．しかし，治療者の役割は患者を罰することではない．患者の回復を望むのであれば，小さなごほうびを折に触れて提供することを躊躇するべきではない．

4 ▶ 12 ステップ・アプローチ

最初の自助グループであるアルコホーリックス・アノニマス（AA）は，米国で 1935 年に設立され，現在，世界的に最も普及している治療モデルである．ミーティング参加により，社会的支援を強化し，依存症に対処する方法論を学び，スピリチュアリティへの理解を促していく．回復の経験から得られた多くの知恵と哲学に裏付けられている．AA は組織化されず匿名性を重んじ，個人参加が基本である．薬物依存症者には NA（ナルコーティクス・アノニマス）がある．

　自助グループへの参加継続の効果に対して，誰も疑問を呈することはないであろう．それどころか，絶望視されていた依存症の回復を現実のものとして信じられるようにしたことは，自助グループの大きな功績である．AAやNAの12ステップには，長年の回復者による経験と知恵がある．これらは何物にも代えがたい貴重なものであることを疑う余地はない．

　ただ，問題は，対人関係に問題をもつ依存症患者は，その性格上，自助グループのミーティングに参加することに抵抗が強く，容易につながれないことである．あるいはつながったとしても脱落してしまうことである．また，発達障害や社会不安障害，精神病性障害などを合併している患者はミーティングに参加することが容易ではない．これからは，これまで以上に患者の個別の問題に配慮することが必要であろう．

　医療機関がさまざまなプログラムを提供するようになったことが，自助グループに通うことを逆に遠ざけているという批判も真摯に受け止めなければならない．

　これまでのような，入院して全員に一律の治療を行うのではなく，動機づけの程度による対応を考える場合，トランスセオリティカルモデル（TTM）が有効である[17]．これは，まだ問題を認識していない「無関心期」，問題に気づいているが行動を起こすことに迷っている「関心期」，行動を起こそうと計画を立てている「準備期」，変化のための行動を起こしている「実行期」，変化を維持するための行動を続けている「維持期」の5つの動機づけの段階に分けられる．

　患者がどの段階にあるかを評価し，それぞれの段階に適した有効な介入を行うものである．それぞれ異なる動機づけの段階の患者に，一律に同じ治療介入やプログラムを行うことよりも高い効果が期待できる．重要なことは，直面化や対決を排除して，「患者が問題に気づき，変われるという自信（自己効力感）を高めること」である．ここでも個々の患者を正しく評価したうえで，患者に適した治療メニューを提供することの大切さが示されている．

　動機づけができている場合は，可能であれば外来や入院により行動修正を目的としたSMARPPなどの集団プログラムに導入する．また，同時にマッ

クやダルクなどへの通所や入所，AA，断酒会，NA などの自助グループへの参加なども積極的に提案する．動機づけが弱い場合は，外来通院の継続を念頭に介入ツールなどを活用し，治療関係の構築，動機づけを進めていく．また，動機づけが難しく治療継続が困難な場合は，家族への働きかけを積極的に行い，家族教育・家族支援に重点を置く．家族が精神的な余裕を取り戻し，自助グループや家族会につながると，患者の動機づけが進むことが多い．

　これらの心理社会的治療を提供する治療者に，共通して求められるスタンスとして，患者に対して敬意を払い，自尊感情を傷つけることなく，対決せずに患者を動機づけしていくものであることに留意したい．決して無理やりやめさせようとするものではない．

　ここに紹介したエビデンスに基づく依存症の治療には，「やめさせようとする治療」はひとつもない．患者に共感し，患者に寄り添い，患者に断酒や断薬を強要せず，患者の失敗を責めず，患者を傷つけず，患者の自己効力感を高めていくという患者本位の治療であることに気づく．「無理やりやめさせようとする治療」は治療ではない．依存症は精神疾患である．他の精神疾患の望ましい対応がそのまま当てはまる．依存症に特殊な対応というものはないと言えよう．

　エビデンスの基づいた依存症治療の手法は，これからの依存症の治療の方向性を示しており，「やめさせようとしない依存症治療」の実践を勇気づけてくれる．

第8章

これまでの依存症治療
―やめさせようとする依存症治療

　これまでの，わが国の依存症治療は，まさに「やめさせようとする依存症治療」であった[6, 18]．海外のエビデンスのある治療にみられる治療スタンスとは正反対の対応をしてきたようにさえ思われる．これは先に述べたハームリダクションの考え方とは対極にあった．現在もハームリダクションの考え方が受け入れられているとは言えない．わが国では，「やめさせようとする対応」が是とされてきたと言っても過言ではない．そして，いまだに是とされているように思われる．

　これまでの治療における治療者側の問題点を挙げると，表5のようになる．治療者側の提供できる手段は限られ，柔軟性はむしろ排除されてきた．患者には，動機づけの程度に関係なく一律の治療を提供し，その治療に従うことを強いてきた．治療の枠に抵抗なく入ることを促し，抵抗したり適応できなかったりした場合は治療の場から排除された．そして，治療がうまくいかない場合は，その原因を患者に帰していた．その際に，通常「否認が強い」「動

表5　これまでのわが国の依存症治療の問題点

1. 自助グループへのつなぎが唯一絶対的であった
2. 治療者側の枠に患者を合わせていた
3. 治療枠に適応できない患者は排除された
4. 治療がうまくいかないと原因は患者に帰された
5. 治療者側が提供できる手段は限られていた
6. 患者の動機付けに関係なく一律の治療であった
7. 患者が指示通りに応じないと対決していた
8. 対等な立場というよりは指示的・教示的であった

JCOPY 498-22914

機づけができていない」「まだ底をついていない」などと揶揄された.

　このような状況であるため，医療現場，たとえばナースステーションなどではスタッフ間で次のようなやり取りが行われた.「あの患者は否認が強いから回復しない」,「もっと底をつかないとダメだ」,「本人がやめる気にならないと変わらない」,「もっと痛い目に遭わないとやめられない」,「○○は一生回復しないよ」,「○○はもう入院させないでください」,「また入院させてどうするのですか」などである.

　一般に依存症患者に対して,「アル中」「ヤク中」として見下していたのと同様のことが，依存症治療者にもあったことは否めない. 誰にも相手にしてもらえないあなたたちを「治療してやっている」というスタンスがみえ隠れしていた. これでは治療がうまくいくわけがない.

　依存症治療における「神話」として，原田[19] が指摘している内容を基に示す. これまで「当然のこと」と治療者に信じられてきた考えが，実は何の根拠もなかったことに驚かされる.

　「依存症の治療には『底つき』が必要である！」と言われてきた. 治療者は，これを理由に動機づけをせずに患者を放置してきた. しかし，単に援助を断ち切って患者に辛い思いを強いる方法にエビデンスはなく，非常に危険である. そもそも「底つき」とは，依存症患者自身が回復を進める中で，回復へのターニングポイントを「あの時が底つきだった」と振り返るものであり，決して治療者が援助を排除して患者につらい思いをさせ,「底をつかせる」ものではない. この誤解が依存症患者の支援を歪なものにしてきた.

　「回復にはミーティング（自助グループ）しかない！」とも言われてきた. 治療者は，これを理由に自助グループにつながらない患者を排除してきた. 自助グループへの参加継続は確かに有効であるが，他に同等の有効性が認められている治療法もある. 自助グループに参加継続することは，依存症患者にとって容易ではないことを理解したうえで，つながるための支援を続けることが求められる. 断酒を無理強いすることと，自助グループ参加を無理強いすることには共通点がある. 共にそれが可能であれば間違いなく患者の利益になるであろう. しかし，無理強いが拒否や脱落を増やすことを知っておかなければならない.

「自分から治療を受ける気持ちにならないとダメ！」と言われてきた．治療者は，これを理由に動機づけすることを怠ってきた．治療の動機づけこそが，治療者の最も重要な役割である．これまで，治療者は最大の役割である動機づけを放棄して，患者にうまくいかない責任を押し付けてきたことを大いに反省しなければならない．また，米国のドラッグコートの例にみられるように，強制的な治療であっても適切な治療につながることができれば，自発的に治療を受けた場合と同等の効果が期待できるとされている．

「依存症の治療は続かない！」と言われてきた．治療者は，治療中断の原因を患者に帰していた．依存症は慢性疾患である．糖尿病など他の慢性疾患も同程度の脱落率であることが報告されている．治療継続のために治療者側が十分配慮することが求められる．治療継続のための配慮を怠るだけではなく，治療者側が患者を排除してきたことを改める必要がある．依存症の治療が続くように，患者が脱落しないように配慮することは，治療者の重要な役割である．

「何が何でも断酒・断薬をめざすしかない！」とも言われてきた．これをにわかに受け入れられない患者は，治療から排除されてきた．患者によい方向に変わりたいという思いがあるのであれば，害を減少させる方法（ハームリダクション）から試みることが自然であろう．硬直した白黒思考の患者を責める前に，治療者側の硬直した白黒思考を振り返ることが必要である．このような対応が，せっかく治療の場に登場した患者を押し戻し，家族を失望させてきたことは想像に難くない．

以上，述べてきた内容を一言で言うと，「やめさせようとする依存症治療」である．患者の状態や心情，動機づけの段階などにかかわらず，「こちらが提供する治療に文句を言わず従いなさい」というスタンスであり，有無を言わせず力づくで相手を変えようとするスタンスである．患者の思いは重視されない．誤解を恐れずに言えば，「刑務所の矯正」に似ているように感じる．治療者は，患者を正そうと上から指示を出していた．「アルコールや薬物を本当に止めたいのなら治療者の言うことをききなさい」というスタンスである．

　この治療関係は対等ではなく，もちろん患者中心ではない．患者が指示に従わないと対決していた．患者は多勢に無勢で治療者側に勝てるわけはなく，傷ついて治療者に従うか，治療の場を去るしかなかった．あるいは治療者側によって，治療の場から排除された．「やめさせよう」というスタンスには，パワーゲームが付きまとう．たとえそれが善意からであったとしても，治療者の患者に対するコントロールであり支配となる．コントロールや支配は，信頼関係を築くこととは全く逆のスタンスである．患者中心の患者を尊重した，患者の自主性を認めた関わりが求められる．

　筆者がまだ依存症病棟に配属されて間もないころ，他の精神疾患の患者と同じように対応していた筆者に対して，先輩たちからよく指導を受けたことを思い出す．先輩たちは筆者の対応について，「患者に甘い．もっと厳しく対応しないとダメだ」，「要求がどんどん拡大するから，患者の要求を簡単に認めてはダメだ」，「クレームが出るから患者の条件はみな一律に決めておかないといけない．個別の事情は聴かないように」と指導された．

　さらに，「病棟に居ついてしまったりすぐに入院したがったりするから，病棟を居心地よくしてはいけない」とも言われた．当然，「笑顔の優しい対応」ではなく，「打ち解けない厳しい対応」が必要になった．病棟の雰囲気として明るく楽しい雰囲気は否定されがちであったと思う．患者とも一定の距離を置くことが是とされた．頻回に面接をして対応に迷っているスタッフは，「患者に巻き込まれている」と注意された．刑務所に例えると，刑務官と受刑者のような関係と言えば言い過ぎであろうか．

　「娯楽になるから隔離室にスポーツ新聞や雑誌を入れてはならない」などと問題を起こした患者に罰を与えていた．刑務所にも娯楽はあるはずである．さらには，1週間前の外泊時に，缶ビール1本をがまんできずに飲んでしまったと告白した患者を，48時間隔離室に収容するという病棟ルールがあった．その際に，患者に対して，「これは罰ではありません．内省プログラムです」と伝え，集団から隔離して反省させるということをしていた．

　対応に反発する患者には，「依存症からの回復の厳しさがわかっていない」「そんなことでは回復できない」と説教することもあった．依存症病棟の常識は世間一般の常識とは異なっていたと思う．

　このように，かつては常に治療者側が主導権を握っていた．そして上から
ものを言っていたように思う．それに不満を募らせた患者は，治療スタッフ
に暴言を吐いたり，規則を破ったりした．外出・外泊時に飲酒や薬物使用を
繰り返した．治療スタッフへの不満を飲酒や薬物使用の理由とする患者も稀
ではなかった．このような患者の反抗的な言動や，やる気のない態度は治療
者の陰性感情を高め，さらに対決的になっていった．患者は傷つき，スタッ
フも傷ついた．そして，患者もスタッフも疲弊して治療の場から離れていっ
た．

　大人しく治療スタッフに迎合する患者は「よい患者・優等生」として評価
された．ただし，このような患者は，退院後にすぐに飲酒や薬物使用に戻っ
た．「よい患者・優等生」としてふるまう姿は，社会で演じてきた患者の姿
そのものである．過剰適応して疲れストレスをため込んだ患者は，退院によ
って解放され飲酒・薬物使用に戻ることは当然のことであった．

　それでは，当時の先輩や同僚スタッフが，意地悪であったり冷徹であった
りしたのかと言うと，それは間違いである．彼ら彼女らは誠実に患者の回復
を願っていた．そして，その思いが強く熱心なスタッフほど厳しい対応をし
ていたように思う．彼ら彼女らは患者と対決したかったわけではない．敵意
を向けられたかったわけではない．心を鬼にして厳しく接していたように思
う．なぜならスタッフは厳しくしなければ，この難しい病気から回復するこ
とはできないと信じていたからである．そして，数カ月の入院期間に結果を
出さなければという焦りがあったことは否めない．

　当時，患者がアルコールや薬物を病棟に持ち込んで強制退院となった際
に，ある担当スタッフが涙を流していたことを覚えている．普段は情感あふ
れる他人思いの人たちであった．それでは何が欠けていたのであろうか．そ
れは，伝統的な考えを無批判に受け継いできたことにより，有効性の検証が
できていなかったことである．海外ですでに報告されていたエビデンスに基
づく治療や対応には無関心であった．あるいは，他国のことでわが国とは別
のこととしか受け止めていなかった．根拠のない誤った対応を一生懸命行っ
たとしても，よい結果は得られない．

　このなかで筆者はどうしていたかというと，疑問を感じながらも，中途半

端にこの方針を受け入れていた．それでも，「対応が甘い．患者を甘やかしている」と指摘され，若手の看護スタッフからは「先生は依存症の治療には合っていませんね」と面と向かって言われた．これは当時の多くの治療スタッフが筆者に対して感じていたことであったと，後になって気づいた．コメディカルスタッフから，「だからダメなんだ」と叱責されたこともあった．筆者自身，どのような治療や対応が正しいのかがわからなかった．そして，学ぼうともしていなかった．その点では，他の治療スタッフを批判することはできない．それどころか，患者と対決することを避けていただけだったかもしれない．とすれば「治療者として失格である」と言われても仕方がない．

　筆者が，米国の治療施設の見学に行った際に感じたことが，自分の勤務する依存症病棟と別のものとしか思えなかった．どっちつかずの中途半端な対応に終始していたことが悔やまれる．そして，当時の担当した患者に申し訳なく感じている．

　当時は，重症の依存症患者を入院治療で対応するという久里浜方式を採用していた．外来通院だけでは，十分な情報も治療も提供できていなかった．入院治療ありきであった．治療を求めてきた患者は，入院待機リストにのせることからスタートした．患者が自己退院や強制退院で治療の途中で退院となっても，治療を待っている患者が大勢いたことから，次の待機患者に治療の機会が提供されるというだけのことであった．真面目にきちんと断酒・断薬目的の治療を受ける覚悟ができたら来ればいい，というスタンスであった．当時の状況では，そのことに何ら疑問をもたれることはなかった．

　ここでも重要なことは，「やめさせようとする依存症治療」という在り方であったと思う．断酒・断薬を強要する治療スタンスに問題があったことは明らかである．依存症治療・回復支援は，止めさせようとするものではないことを強調したい．このスタンスが，治療を歪なものにしている元凶であると言っても過言ではない．治療者が患者に対して，依存対象を無理にやめさせようとすることは，いたずらに摩擦や対立を生み，信頼関係を築くこととは正反対の方向に患者を追いやることになる．

ハームリダクション臨床
―やめさせようとしない依存症治療

　「やめさせようとする依存症治療」のアンチテーゼとして，「やめさせよう
としない依存症治療」を提唱したい．そしてこれは，「ハームリダクション
アプローチ」あるいは「ハームリダクション臨床」と呼べる内容である．こ
の章では，これまでみてきたことを踏まえて，あらためて「やめさせようと
しない依存症治療」についてまとめたい．

やめさせようとしない依存症治療とは

　「やめさせようとしない依存症治療」とは，言い換えれば「アルコールや
薬物をやめさせることを無理強いしない依存症治療」である．あるいは，「や
めさせることに囚われない依存症治療」である．飲酒や薬物使用が続いてい
るか止まっているかにかかわらず，患者に対して必要な治療や支援を行うこ
とである．

　これまで私たちは，アルコールを飲んでいるか飲んでいないか，薬物を使っ
ているか使っていないか，にばかり囚われていた．囚われることで，意識的
にあるいは無意識的に，断酒・断薬を焦り強要する対応になっていたのでは
ないだろうか．依存症患者にとって断酒・断薬が継続することは望ましいこ
とは言うまでもない．ただし，それを最優先することが引き起こす弊害につ
いては，あまり検討されてこなかったように思われる．

　断酒・断薬は望ましいが，にわかに継続できることではない．重症の依存
症であればなおさらである．また，依存症患者にとって，アルコールや薬物
が何らかのメリットをもたらしてきたことも事実であろう．それがなければ
飲酒や薬物使用を繰り返すことはなかったはずである．飲酒や薬物使用がな

ければ，とっくに破綻していた例も少なくなかったのではないだろうか．なかには，文字通り，生き延びるためにアルコールや薬物を必要としてきた患者にもしばしば出会う．患者にとって，現在は深刻な問題が起き，表面的にはメリットよりもデメリットばかりが目立つようであっても，患者はこれまで経験してきたアルコールや薬物との蜜月の歴史を忘れることはできない．

　アルコールや薬物に救われたと感じている患者は少なくない．現在もアルコールや薬物以外に救われる手立てがみつからないという患者も少なくないであろう．「問題があることはわかっているが，これまで救ってくれた，あるいは支えてくれたアルコールや薬物を手放すことはできない」という思いが本音ではないだろうか．アルコールや薬物にとって代わるものを手に入れることがなければ，手放すことは難しい．そして，その変わるものが簡単に手に入るわけではない．もし，簡単に手に入るとしたら，それは別のアディクションであろう．

　わが国では，これまで依存症に対する認識が偏っていたことから，誰がみても重症になって初めて専門医療機関を受診することがほとんどであった．たとえば，アルコール依存症は，家族が飲酒に問題があることに気づいてから相談機関につながるまで5〜7年経っている[20, 21]．さらに，家族が相談に行ったからといって患者がすぐに医療機関につながるわけではない．専門医療機関につながるまでに，依存症は進行して重症化している．長年飲酒行動が続いてきた患者が，問題を感じたからといって容易にアルコールを手放すことはできない．

　患者は，初めは楽しいから飲んでいた，と話してくれる．しかし，次第に楽しさは損なわれていき，苦しさを紛らわせるために飲むようになる．これが依存症患者の自然な経過である．飲んで楽しいのであれば飲んでいればいいであろう．飲酒による問題が誰の眼にも明らかであるのに止められない．患者も止めたいのに止められない．ここに依存症の難しさがある．

当センター外来での患者の意識調査から [5, 6]

　アルコール依存症および薬物依存症患者に対して，筆者が実施した患者の意識調査の結果を示す．

【方法・対象】

埼玉県立精神医療センターに通院中の依存症患者（DSM-Ⅳ-TR）に対して，2016年4月から5月までの期間に，主治医から依頼して同意を得られた患者に質問紙を渡し，無記名で回答を得た．

回答総数 103（男性 62，女性 41），平均年齢 44.9 歳（±12.6），物質別では，アルコール 41，覚せい剤 37，危険ドラッグ 7，鎮静薬 6，鎮痛薬 4 などであった．

【結果】

① 再飲酒・再使用時の気持ちは，「やめようと思う」57.0％，「どちらかというとやめようと思う」20.0％，「どちらかというと飲もう・使おうと思う」5.0％，「飲もう・使おうと思う」18.0％となり，77.0％が自らやめようとしていることがわかる（図 1）．

② 家族から酒や薬物を「やめなさい」と言われた時，つまりやめることを強要された時の気持ちは，「やめようと思う」21.3％，「どちらかというとやめようと思う」21.3％，「どちらかというと飲もう・使おうと思う」16.5％，「飲もう・使おうと思う」40.8％であり，57.3％が飲酒・薬物使用の欲求が高まると答えている（図 2）．

③ 同様に，病院スタッフから酒や薬物を「やめなさい」と言われた時の気持ちは，「やめようと思う」30.3％，「どちらかというとやめようと思う」25.2％，「どちらかというと飲もう・使おうと思う」13.6％，「飲もう・使おうと思う」31.1％であり，44.7％が状態を悪化させる可能性がある（図 3）．

④ 再飲酒・再使用した際に家族に責められた時の気持ちは，「やめようと思う」26.6％，「どちらかというとやめようと思う」11.8％，「どちらかというと飲もう・使おうと思う」10.8％，「飲もう・使おうと思う」50.9％であり，61.7％が飲酒・薬物使用に向かわせる可能性がある（図 4）．

⑤ 同様に，再飲酒・再使用して病院スタッフに責められた時の気持ちは，「やめようと思う」28.7％，「どちらかというとやめようと思う」16.8％，「どちらかというと飲もう・使おうと思う」12.9％，「飲もう・使おうと思う」41.6％であり，54.5％が状態を悪化させる可能性がある（図 5）．

⑥ 飲酒・薬物使用する一番の理由は，「苦しさがまぎれるから」58.8％，

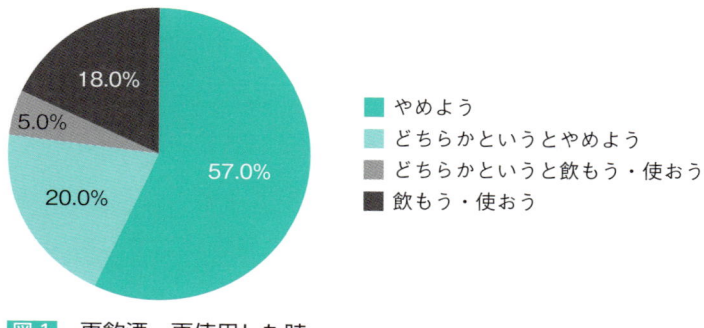

図1 再飲酒・再使用した時

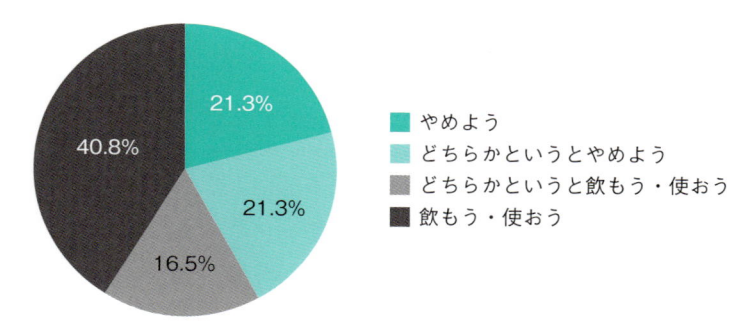

図2 家族から「やめなさい」と言われた時

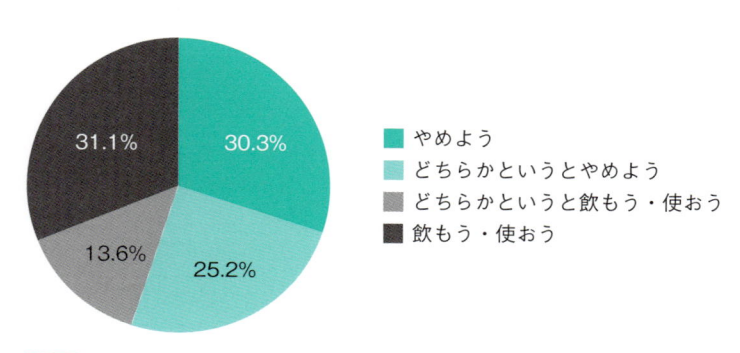

図3 病院スタッフから「やめなさい」と言われた時

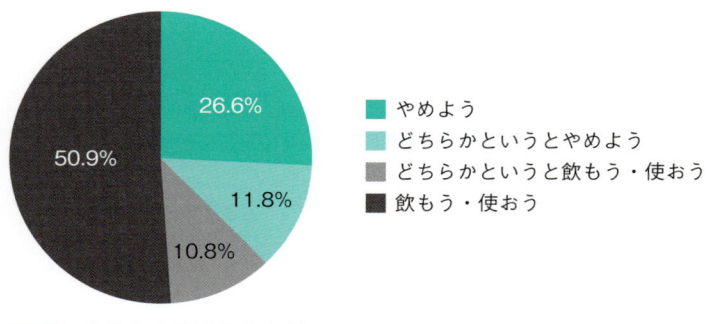

やめよう
どちらかというとやめよう
どちらかというと飲もう・使おう
飲もう・使おう

図4 家族から責められた時

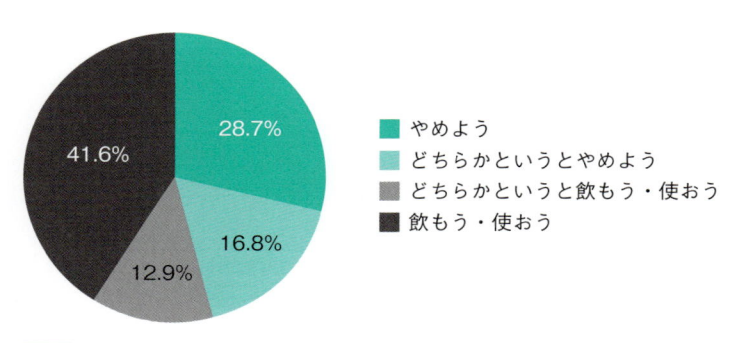

やめよう
どちらかというとやめよう
どちらかというと飲もう・使おう
飲もう・使おう

図5 病院スタッフから責められた時

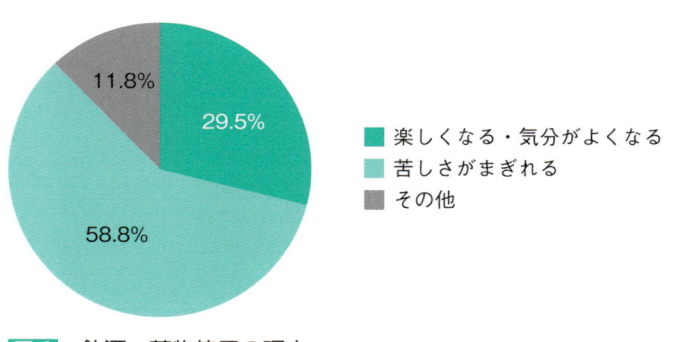

楽しくなる・気分がよくなる
苦しさがまぎれる
その他

図6 飲酒・薬物使用の理由

表6	スリップ時に患者が望む治療者の対応	
	「話を聴いて気持ちをわかってほしい」	32.0%
	「責めないでほしい」	22.3%
	「普通にしていてほしい」	17.5%
	「優しくしてほしい」	15.5%
	「一緒に解決策を考えてほしい」	14.6%
	「ほっておいてほしい」	14.6%
	「高圧的に命令しないでほしい」	11.7%
	「温かく見守ってほしい」	6.8%
	「怒ってほしい・叱ってほしい」	1.9%

「楽しくなるから・気分がよくなるから」29.5％，その他11.8％であった（**図6**）．彼らは，苦しいからやめられない可能性が高い．

⑦ 再飲酒・再使用した際，治療スタッフにどのように対応してほしいか，という問いについては，「話を聴いて気持ちをわかってほしい」32.0％，「責めないでほしい」22.3％，「普通にしていてほしい」17.5％，「優しくしてほしい」15.5％，「一緒に解決策を考えてほしい」14.6％，「ほっておいてほしい」14.6％，「高圧的に命令しないでほしい」11.7％，「温かく見守ってほしい」6.8％，「怒ってほしい・叱ってほしい」1.9％であった（**表6**）．

これを整理すると，再飲酒・再使用した時は，「責めずに普通にあるいは優しくしてほしい」が73.8％，「話を聴いて自分の気持ちを理解してほしい」が32.0％，「一緒に解決策を考えてほしい」が14.6％となった．このような患者の思いを考えると，治療者の望ましい対応がみえてくる．

⑧ アルコール依存症患者と薬物依存症患者との意識の比較を**表7**に示す[10]．アルコール依存症患者と薬物依存症患者とでは，年齢，男女比など多少の違いはあるが，それぞれの患者の思いを表している．

治療者・支援者は患者に対して，断酒や断薬を強要してはいけない．これは禁忌であるとさえ感じている．そして，再飲酒・再使用を責めてはいけない．再飲酒・再使用は，責められるべき「悪」ではなく，改善を共に目指す「症状」である．この当たり前のことが，依存症の治療に当たる治療者・支援者にさえ必ずしも共有されていないことに問題がある．

依存症は健康な「ひと」の中でこそ回復する．「健康な治療者・支援者」

表7　アルコール依存症患者と薬物依存症患者の意識の比較

	薬物（n＝62）		アルコール（n＝41）	
性別	男性	56.5%	男性	65.8%
	女性	43.5%	女性	34.2%
年齢	39.5 歳（SD＝10.0）		53.1 歳（SD＝11.3）	
直近 1 カ月の体調	よい	67.8%	よい	73.2%
	悪い	32.2%	悪い	26.8%
断酒・断薬期間	1 年以上	58.1%	1 年以上	41.5%
	3 年以上	35.5%	3 年以上	36.6%
治療継続期間	1 年以上	87.1%	1 年以上	95.1%
	3 年以上	71.0%	3 年以上	87.8%
きっぱり やめるべきか	断薬すべき	77.4%	断酒すべき	68.3%
	減薬すべき	16.1%	減酒すべき	29.3%
	問題ない	6.5%	問題ない	2.4%
病院には	来たくなかった	51.6%	来たくなかった	63.4%
	来たかった	48.4%	来たかった	36.6%
家族からの強要時	やめよう	38.7%	やめよう	43.9%
	使おう	61.3%	飲もう	56.1%
職員からの強要時	やめよう	48.4%	やめよう	63.4%
	使おう	51.6%	飲もう	36.6%
再使用・再飲酒時	やめよう	74.2%	やめよう	80.5%
	使おう	25.8%	飲もう	19.5%
家族からの叱責時	やめよう	33.9%	やめよう	37.5%
	使おう	66.1%	飲もう	62.5%
職員からの叱責時	やめよう	41.9%	やめよう	50.0%
	使おう	58.1%	飲もう	50.0%
使用・飲酒の理由	楽しくなるから	29.0%	楽しくなるから	31.7%
	苦しさの軽減	58.1%	苦しさの軽減	58.5%
	その他	12.9%	その他	9.8%
「うつ」の既往	ある	79.0%	ある	78.0%
	なし	21.0%	なし	22.0%
過去の希死念慮	ある	90.3%	ある	73.2%
	なし	9.7%	なし	26.8%
現在の希死念慮	ある	17.7%	ある	22.0%
	なし	82.3%	なし	78.0%
自殺企図	ある	59.7%	ある	55.0%
	なし	40.3%	なし	45.0%

JCOPY 498-22914

とは，患者に対して陰性感情をもたずに敬意と親しみをもてるひとである．患者に共感できるひとである．依存症の回復の先には，本物の幸せが待っていると信じている．治療者・支援者が回復に立ち会える時，自身も心から癒される．信頼関係が築けた時，お互いが癒されお互いが温かい気持ちになれる．信頼関係とは双方向性のものだからである．依存症者は，本物の癒しや幸せを望みながら，その方法を身につけることができず，仮初の癒しにのめり込んだ結果，依存症になった人たちである．患者の求めているのは本物の癒しではないだろうか．その手助けをするのは，薬でも技法でもなく健康な「ひと」である．

アルコールや薬物を手放すことの困難さ

　苦しいのに手放せないのは，依存症者の飲酒・薬物使用は，「人に癒やされず生きにくさを抱えた人の孤独な自己治療」として重要な役割を果たしてきたからである．患者がアルコールや薬物を手放すことは，過大なストレスに丸腰で戦おうとするようなものである．飲酒・薬物使用という対処法しかもたない患者がそれらを手放すことは，私たちには想像もできない不安と恐怖をもたらすのではないだろうか．素面で生きていけなくなった人が素面に戻されることは恐怖であろう．では，何が恐怖なのであろうか．それは人であり，日々の生活であり，自分の将来であり，自分自身でもあると思われる．とにかく素面で生きていくことのすべてが恐怖と言えよう．ドーピングを使って生きてきた人は，ドーピングなしでは生きていけなくなる．

　このような背景を理解しないで，家族や周囲の人々，それだけでなくプロの支援者・治療者までもが，強引にアルコールや薬物を取り上げたり，即座に手放すことを強要したりする．問題意識を感じていても完全に手放す決心と覚悟ができない大多数の患者は，アルコールや薬物を取り上げられないよう必死に抵抗した．時には命がけで抵抗してきた．

　その態度に家族は，呆れて叱責し，嘲笑し，嘆き，悲しんだ．怒りを向け，見捨てることを繰り返し宣言し，脅し，死んでほしい，殺してやりたいと叫び，患者の人格を傷つけた．治療者は，手放すことを問答無用に強要し，決心がつかないことを責め，失敗を叱り，失敗を繰り返すことを嘲笑する．そ

して，患者が変らないことにあきれ，脅して見捨てる．治療者・支援者も，家族の態度と変わらぬ思いをもつことは稀ではない．「よってたかって」患者は責められる．患者は，言うとおりにしないと見捨てられ，孤立を深め，扱き下ろされる．

これらの態度は，常に正しいものが間違ったものを責める態度である．正す態度である．正義が悪を諭す態度である．患者がどのように抵抗しようと，言い訳しようと問答無用である．家族・治療者は常に正しい正義であり，患者は誤っていることにも気づかないどうしようもない悪である．家族・治療者は，患者が全面降伏することを求める．患者は自らの傷ついた自尊心を守ろうと必死に抵抗する．

その結果，患者と家族，治療者・支援者との溝は深まる．修復不能になることもしばしばである．患者も家族も傷つき疲弊する．患者は飲酒・薬物使用に向かい，家族は心身共に傷つき病んでいく．治療者・支援者も一生懸命に患者を変えよう，正そう，アルコール・薬物を止めさせようとすればするほど，不全感を募らせ，余裕を失い，自信を失い，自尊心を傷つけられ，自己効力感は低下して，患者に陰性感情・忌避感情を強く抱き，依存症治療・支援から離れていく．

誰も喜ばない，そして誰も救われない．患者は家族を憎み，支援者・治療者を嫌い，家族は患者を憎み抜け殻となる．そして自分の人生を呪う．「この世の地獄をみたければ，アルコール依存症の家族をみよ」とは至言であろう．筆者はこのような状況を繰り返し目撃してきた．このような状況に陥る家族や支援者，治療者は，例外なく熱く患者を思う気持ちがあり，熱い正義の人であった．しかし，余裕を失い感情的になり希望を失っていた．

患者は，自分の大切な人から罵倒され扱き下ろされて恥の感情と怒りを募らせ，家族を責め，自分を責め，孤独感を深め，生きる希望を失い，アルコール・薬物のもたらす酔いの世界に引きこもっていく．誰もが救われない．誰もが傷つき幸せから遠ざかっていく．

どうしてこのようなことが繰り返されていくのであろうか．どうしてどの家族も同じ道をたどっていくのであろうか．誰が悪いのか．原因は何なのか．どうすればいいのか．どうして支援者・治療者までもこの過ちにはまってし

JCOPY 498-22914

まうのであろうか.

患者も家族も支援者も治療者も,「依存症は病気である」ことを理解していないからである.そして,家族も支援者も治療者も,患者の内面を理解しようとしていないからである.みようとしていないからである.表面的な行動や言動に囚われ,患者の心の内をみていない.理解できていない.

依存症はコントロール障害を主症状とする病気である.依存症が病気であることをきちんと理解していないと,患者に断酒・断薬を強要してしまう.そして,患者の飲酒・薬物使用を責めてしまう.このことが最大の問題である.依存症の治療や支援がうまくいかないのは,そのためである.

患者に断酒・断薬を強要してはいけない理由

どうして患者に断酒・断薬を強要してはいけないのであろうか.どうして患者に飲酒・薬物使用を責めてはいけないのであろうか.そして,どうしてこのようなことが起こるのであろうか.思いつくまま列挙してみる.

1. 患者にとってアルコールや薬物がどれほど重要なものであるかを理解していない.
2. 患者にとってアルコールや薬物を止める決心をすることがどれほど困難かを理解していない.
3. 患者がアルコールや薬物を手放すことがどれほど困難かを理解していない.
4. 患者が決心できていないことを強要されると抵抗と反発を強くすることを理解していない.
5. 患者が自ら決心していることをダメ押しのように指摘されると意欲を削ぐことを理解していない.
6. 患者を思うままにコントロールしようとしていることに気づいていない.
7. 患者を思うままにコントロールしようとすると患者が抵抗することを理解していない.
8. 患者は飲酒・薬物使用をやめようと思えばやめられるわけではない

　　　ことを理解していない.
　9. 患者がやめなければという気持ちをもっていることに気づいていない.
　10. 患者が依存症に罹患すると信じられないくらいストレスに弱くなってしまうことを理解していない.

　そもそもどうして強要や叱責が依存症治療において容易に生じるのであろうか. どのような疾患の治療においても, 強要や叱責が起こるということがおかしいことに気がつかなければならない.「依存症は病気である」とあえて言わなければならないところに, この病気の特殊性があると言ってもいいだろう.

やめさせようとする治療とはどこが違うのか

　「やめさせようとする治療」と「やめさせようとしない治療」とは大きな違いがある. これまで述べてきたことをもとに, 両者の違いを対照表に示す(**表8**). この表をみると, どちらが患者, 治療者双方にとってメリットがあるかは一目瞭然である. 異論があるかもしれないが, 筆者が診療にあたっていて実感していることを羅列してみた.「やめさせようとしない治療」の治療者のデメリットは, 考えてみたものの思いつかなかった.

表8 「やめさせようとする治療」と「やめさせようとしない治療」の
メリット・デメリット

	やめさせようとする治療	やめさせようとしない治療
メリット	**＜患者＞** ・断酒・断薬に焦点づけられる ・断酒・断薬を迷っている患者に決心する後押しになる ・同じ目標を共有できると一体感をもてる **＜治療者＞** ・同じ目標を提示できるので対応しやすい ・断酒・断薬を前提に一律のプログラムを組める	**＜患者＞** ・治療に抵抗をもちにくい ・安心して治療を受けられる ・本音を言いやすい ・再飲酒・再使用しても傷つきにくい ・結果を出そうと焦る必要がない ・治療にストレスを感じにくい ・信頼関係を築きやすい ・治療が継続しやすい **＜治療者＞** ・治療に導入しやすい ・治療を継続しやすい ・患者との対立が起こりにくい ・治療にストレスを感じにくい ・余裕をもって対応できる ・治療同盟を築きやすい ・信頼関係を築きやすい
デメリット	**＜患者＞** ・治療者と対立が生まれやすい ・治療にストレスを感じやすい ・患者の抵抗を強める ・治療中断しやすい ・本音が言いにくい ・嘘が多くなる ・再飲酒・再使用を症状と捉えにくい ・再飲酒・再使用すると失敗と感じて傷つく ・自分でやめなければならないと感じてしまう **＜治療者＞** ・再飲酒・再使用を責めてしまいやすい ・対等の関係ではなく上下関係になりやすい ・断酒・断薬を焦って強要してしまう ・本音を話してもらえない ・治療にストレスを感じやすい ・信頼関係を築きにくい	**＜患者＞** ・断酒・断薬の焦点づけがされにくい ・現状維持でよしとしやすい **＜治療者＞** ・特になし

ハームリダクション臨床
の実際

　実際に行っているハームリダクション臨床の実際について具体的に提示する．これらは何も特別なことではない．依存症を病気と理解し，無理にやめさせようとせず，患者の困っていることを一緒に考えていくというスタンスをとっていることに気づいてもらえると思う．先に示したメリット，デメリットを念頭に治療の様子をイメージしてもらえればありがたい．通常の精神科医療の提供と変わらないことがわかってもらえると思う．

「ようこそ外来」の実践
～ハームリダクション外来～ [5, 6, 18]

1 ▶ 「ようこそ外来」とは

　筆者の勤務する埼玉県立精神医療センターでは，依存症外来を「ようこそ外来」として，患者が治療から脱落しないサービスと工夫を行っている．患者に対して陰性感情をもたず歓迎の意を伝え，再飲酒や薬物の再使用を決して責めず，対処法を検討することに重点を置く．決して無理にやめさせようとしない．患者が何とかしたいという思いに寄り添い，肯定的に関わり続けていく．日々の生きにくさや悩みを受け止め，適切な対応を心がけている．その点で，「ようこそ外来」は，「ハームリダクション外来」と呼んでもいいと思っている．

　たとえば，依存症治療において患者の同意のない入院はないこと，覚せい剤の再使用があっても通報しないことなどを保証 [22] し，受診に伴う不安を軽減する．治療者は，治療継続に最大限配慮した対応を日常的に行いつつ，ワークブックや小冊子，モニタリング手帳などのツールを活用し，治療の動

機づけを行う．このような工夫により，ある依存症専門外来で，覚せい剤依存症患者の初診からの外来継続率（3 カ月間）が 36〜39％と報告されている状況で，当センターでは 87％にまで高めることができている．

ようこそ外来（ハームリダクション外来）では，特に初診時の対応はきわめて重要である．患者が受診に抵抗があったり，強い不安や敵意をもっていたりすることもある．受診前に家族や周囲の人たちから叱責を受けたり，他の機関で門前払いされたりしていることも少なくない．治療者が，「ようこそ．よく来られましたね」という態度で患者を迎えることの重要さは，強調してもしすぎることはない．

ハームリダクションは，そもそも公衆衛生的な概念であるが，この考え方を臨床に取り入れることはきわめて効果的であると感じている．

外来治療を行うにあたって留意することは，①外来に来たこと自体をすべてのスタッフで評価・歓迎する，②覚せい剤使用については通報しない保証をする，③本人が問題に感じていることを聞き取る，④本人がどうしたいかに焦点をあてる，⑤これまでに起きた問題点を整理し解決案を提示する，⑥依存症について説明し適時必要な情報提供をする，⑦外来を正直な思いを安心して話せる場とする，⑧外来で治療を続けられるように最大限配慮する，⑨断酒・断薬を強要しない，再飲酒・再使用を責めない，⑩患者の困っていることに焦点を当てて関わる，などである（**表 9**）．

表 9 「ようこそ外来」は「ハームリダクション外来」である

1. 外来に来たこと自体をすべてのスタッフで評価・歓迎する
2. 覚せい剤使用については通報しない保証をする
3. 本人が問題に感じていることを聞き取る
4. 本人がどうしたいかに焦点をあてる
5. これまでに起きた問題点を整理し解決案を提示する
6. 依存症について説明し適時必要な情報提供をする
7. 外来を正直な思いを安心して話せる場とする
8. 外来で治療を続けられるように最大限配慮する
9. 断酒・断薬を強要しない．再飲酒・再使用を責めない
10. 患者の困っていることに焦点を当てて関わる
＊患者の人権を尊重して信頼関係を築くことを優先する

　アルコール・薬物依存症に対する当センター外来での対応について，覚せい剤依存症患者を例に説明しておきたい．

　診療場面では，患者が信頼関係の上に安心して正直に話せることが大切である．覚せい剤使用については最も患者が正直になりにくい話題である．一方で，覚せい剤使用・所持については医療者に通報の義務はない．通報するか否かは医師の裁量に委ねられている．そこで当センターでは，「覚せい剤の再使用は依存症の症状として捉えるので通報はしません．だから，使った時は正直に言ってくださいね」と保証して治療を開始している．これによって，治療関係は格段に深まる．ただし，薬物を治療の場に持ってこないこと，他の患者を薬物に誘わないことは約束してもらう．これは，患者本人だけの問題ではなくなるからである．治療環境の安全を守ることも大切であることは言うまでもない．

　薬物の再使用は，責められるべき「道徳的問題」「司法的問題」ではなく，依存症の「症状の出現あるいは悪化」として捉え，どのように対処するかを一緒に考えていくことが大切である．そのためには，患者が躊躇なく再使用を話せる治療環境を保つことが不可欠である．依存症治療の場は，安心できる安全な場でなければ機能しないと考えている．覚せい剤での対応は，他の薬物依存症やアルコール依存症患者に対しても同様である．飲酒や薬物再使用を責める意識が治療者にあると，患者はすぐに察知してしまう．治療者が再飲酒・再使用は症状であるときちんと理解できていれば，対応は特別難しいものではない．

　飲酒していてもしていなくても，薬物を使用していてもしていなくても，それが違法薬物であってもなくても，そのことに関係なく，患者の困っていることに寄り添って耳を傾け，必要な治療・支援を行う．「やめさせること」に焦点が向くと，信頼関係は深められない．反発か虚偽を生んでしまう．

　そうは言っても，依存症の治療なのに飲酒や薬物使用に焦点を合わせなくていいのか，という疑問もあるだろう．決してみてみぬふりをするのではない．心配や懸念を積極的に伝えることはあっても，強要や叱責をしないということである．黙っていても患者は自らの問題を感じている．でなければ，精神科医療機関には登場しない．否認するのは自覚しているからである．患

者の健康な面に働きかけていくことが大切である.

　このようなスタンスで外来治療を行うと，患者が安心して正直な思いを話すことができ，治療からの脱落を防ぐことができる.

　アルコール依存症患者は，飲酒に関連してさまざまな問題を引き起こすことが多い. この問題にばかり囚われて，問題をことさら強調して直面化したり，患者を責める態度を取ったりしやすい. 飲酒問題を，責められるべき「道徳的問題」と捉えていないか，自問してみる必要がある. 依存症の改善なくして，飲酒問題だけをなくすように伝えてもナンセンスである. 飲酒問題は責められるべき問題ではなく，共に改善を目指すべきアルコール依存症の症状であることを忘れてはいけない. 責めることで改善はしない. 飲酒問題を責め立てると患者は自責的となり苦しくなり再飲酒に向かう. あるいは治療から離れてしまう. この問題に対する治療者のスタンスはことさら重要であると考えている.

　要するに，依存症患者の飲酒・薬物使用をみすごさずに速やかに止めるべき課題と捉えると，治療者は焦り患者を責めてしまう. 治療者が問題に感じていることは，患者もすでに問題と感じていることが多い. 治療者は責めることなく，懸念を示しどうすればよいかを投げかけていければよい. 必ずしもその日に対策が立てられなくてもいい. 次回までに，何かいい対策はないかを考えてきてもらえばいい.

　状況が切迫していれば治療者側から提案することはあるが，それであっても押し付けることはない. 主導権はあくまで患者であることを忘れてはならない. この原則を基に，治療者は余裕をもって，焦らず強要せず感情的にならずに対応していくことが大切であると考えている.

2 ▶ 覚せい剤の使用を通報しないことの重要性 [22)]

　薬物患者の対応を敬遠される理由のひとつに，規制薬物に関する司法的問題の対処が挙げられる. 規制薬物の尿検査で陽性反応が出た場合の対応はどうすればいいのか，通報しなければならないのか，通報してはいけないのか，通報して恨まれないのか，通報しなくて罰せられないのか，入院時に覚せい剤を所持していた場合はどうすればいいのか，など対応に困難を感じること

が多い.

　一般に，精神科救急に関わる医師が司法機関へ通報し，初期の精神病状態の治療後早々に司法側に引き渡している例がしばしばみられるが，それは薬物依存症者が「病者」というよりは「犯罪者」とみられていることの表れであると同時に，わが国の薬物依存症治療システムの貧困さ，治療の受け皿のなさ，依存症治療への期待の乏しさを示しているものと思われる.

　尿検査の法律上の取り扱いについては，覚せい剤反応が陰性の場合は問題ないが，陽性の場合には検討を要することになる. 刑事訴訟法第 239 条第 1 項において，「何人でも犯罪があると思料するときは，告発をすることができる」とされる. 医師には守秘義務があるが，「覚せい剤反応が陽性の場合，通報しても守秘義務違反にはあたらない」との判例が示されている（最高裁第一小法廷決定: 平成 17 年（あ）第 202 号）. さらに，医師が公務員である場合，刑事訴訟法第 239 条第 2 項において，「官吏又は公吏は，その職務を行うことにより犯罪があると思料するときは，告発をしなければならない」とされる. この場合は守秘義務との兼ね合いになるが，公務員が覚せい剤の使用事実を通報しないことにより罰則を科せられたことはない.

　少なくとも，最も問題となることの多い覚せい剤の場合，尿検査で陽性反応が認められた際は，司法機関に通報してもしなくてもよい. つまり，医師の裁量に委ねられているのが現状である. 通報を義務付けられれば，覚せい剤依存症患者の依存症治療は困難になるであろう.

　当センターでは，依存症治療の経過中に覚せい剤を使用しても通報することはない. 尿検査は，同意を得て，診断的な目的と再使用の有無の確認，患者から希望があった際にのみ施行している. ただし，精神科救急病棟と依存症病棟では必ずしも取り扱いが一致しているわけではない. 警察が関与して入院になった場合，警察からの求めに対しては情報提供を拒否することはない. それでも，依存症治療の経過中の救急病棟への入院に関しては，警察への通報はしない.

　薬物依存症患者が，止めようと思っても薬物を使用してしまうことは依存症の症状である. 症状が出た際に正直に治療者に話せないのでは，治療にはならない. 再使用がわかった時に通報されるかもしれないという不安が，ど

れだけ治療につながることを躊躇させてきたかに留意する必要がある．筆者らの調査において，相談につながる際に，23％の家族が通報される不安をもっていることが明らかになっている[20]．依存症者本人は，さらに躊躇するであろうことは容易に想像がつく．

依存症治療にかかわる場合，つまり，やめることを目的に自ら治療を受けにきている患者については，司法機関への通報はするべきではない．この原則が決められていれば，尿検査の結果によって司法的対応に悩まされることはないはずである．

最近，筆者らは，日本精神科救急学会の協力を得て，全国の精神科救急入院料算定認可を受けた病棟（精神科救急病棟）113 施設に対してアンケート調査を行った[23, 24]．その結果，84 施設（74.3％）から回答を得た．その中で，尿検査は，「時に応じて実施」60.7％，「原則全例に実施」17.9％，「原則実施しない」10.9％，であった．保健所や警察から診察依頼があった場合，診察前の警察での事前採尿は，「原則条件としない」61.9％，「時に応じて条件とする」31.0％，「原則条件とする」3.6％であった．また，警察から口頭や電話で尿検体の提出を求められた場合，「本人の同意を得て提出」56.0％，「提供しない」26.2％，「同意とは関係なく提出」9.5％であった．警察が関与しない場合の警察通報は，「原則通報しない」47.6％，「時に応じて通報」40.5％，「全例通報」6.0％であった．

印象としては，尿検査を義務付けて所定の治療後に司法サイドに受け渡すという傾向は，以前に比べて原則ではなくなっていると考えられる．

依存症患者の薬物使用を通報するか否かは，医療機関の治療スタンスを明確に示している．少なくとも依存症治療機関は，使用を通報するべきではない．これは欧米先進国では常識である．使用罪があるのは日本だけである．欧米では所持罪はあっても使用罪自体が存在しない．その所持罪にしても，個人の使用する量であれば犯罪としない国もある．世界の違法薬物への対応は，非刑罰化，非犯罪化，合法化へと向かっている．そして，その方がさまざまな点において利点が多いことが報告されている．患者を治療や支援から遠ざけている「通報の不安」をなくすべきである．

　ハームリダクション臨床，つまり，やめさせようとしない依存症治療を実践するためには，通報の義務の問題をクリアしなければならない．これが大前提である．患者の覚せい剤使用を通報することが義務付けられていないことの意味を理解しておく必要がある．私たちは，躊躇なく「依存症患者の薬物使用は症状」という認識のもと，治療対応に専念することが大切である．

3 ▶ 初診時の対応（覚せい剤依存症患者を例に）[18]

　40〜60分程度をかけて，アセスメントをしつつ治療関係づくりを進め，次回の外来へのつなぎを行う．治療関係ができれば治療はスムーズになり，2回目以降はそれほど時間をかけなくても対応できるようになる．初回の診察がとても重要である．ここでは，前述の「ようこそ外来」の原則が基本となる．

①初めから陰性感情・忌避感情をもたない．身構えない．
②患者の受診を心から歓迎する．
③来院の目的・主訴を確認する．
④覚せい剤の使用や所持は通報しないことを保証する．
⑤本人が問題に感じていることを聴取する．
⑥本人がどうしたいかに焦点を当てた治療目標・計画を立てる．
⑦依存症について説明する．
⑧外来モニタリング手帳（LIFE-note）をつけてもらうように促す．
⑨依存症の背景にある人間関係の問題に関心をもってもらう（LIFE-recovery などの小冊子を使うと伝わりやすい）．
⑩必要であれば随伴する症状に合わせた適切な処方を行う（その際には処方薬依存を作らないように，ベンゾジアゼピン系薬剤などの処方には注意する）．
⑪外来を正直な思いを話してもらえる場とする．
⑫通院を続けてもらいたい旨を伝える．
⑬積極的に回復を望む患者にはダルク，自助グループ（NA），SMARPP（当センターでは LIFE）などの紹介をする．
⑭家族には労をねぎらい，家族会や家族のグループを案内する．依存症に

関する情報提供を行う.

4 ▶ 再診時の対応 [18)]

10〜15 分程度で次につながるように配慮する.

①再度の来院を心から歓迎し喜ぶ.

②前回からどのように過ごしたかを聞き取る.

③よかった点を（捜してでもみつけて）伝える.

④患者が問題に感じた点を聞き取る.

⑤その問題にどのように対処するかを本人の言葉で話してもらう.

⑥次回の受診時に計画が実行できたか否かを報告してもらう.

⑦次回も来てほしいという思いを必ず伝える.

5 ▶ 対応の留意点 [18)]

①来院を歓迎している雰囲気を全スタッフで伝えていく.

②予定通り来院できなくても責めない（飲酒・薬物使用が続いている場合
や，やめて間もない場合は，予定通りに来院することがいかに大変であ
るかを知っておく）.

③断酒・断薬に囚われず，信頼関係を築くことを最優先する.

④リスクの高い行動には懸念を示す.

⑤飲酒・薬物使用の報告があった場合は，決して責めずに正直に話しても
らえたことを評価し，精神症状の悪化がないかを確認する.

⑥患者の困っていることに耳を傾ける.

⑦問題に対してどうすればいいかを考えてもらい話してもらう.

⑧介入ツール，ホームワーク，情報提供，よい変化などへの褒め言葉，握
手などを組み込んで，診察時間が短くても意味のある時間になるよう心
掛ける.

⑨時にはユーモアを交えて温かい雰囲気の場になるよう配慮する.

⑩患者が正直な思いを話してくれた場合は，共感をもって対応する.

「ようこそ」と笑顔で迎え入れる態度をもてれば，それだけでも十分に治

療的である．加えて対応のコツやツールの活用ができれば治療が楽しくなる．覚せい剤使用を止めさせるのではなく，信頼関係を築いていくために誠実に対応を続けていくことが重要である．診察は温かい心の通ったものであることが望ましいことは言うまでもない．

依存症の外来では，「飲酒・薬物使用の有無」に焦点を当てるのではなく，本人が「困っていること」に焦点を当て，気分障害や不安障害などの精神疾患への対応と同様に，日常生活を支障なく過ごせることを優先した対応が望まれる．

「飲酒しないように！　薬物を使わないように！」と指示・強要せず，通院を続けてもらえるように配慮し，飲酒や薬物使用があっても決して責めずに，正直に話してくれたことを評価する．「飲酒しているか否か，薬物使用しているか否か」は，みすごせない症状の変化や危険な行動を認めなければ，実はそれほど重要なことではない．治療が続けばよい方向に変化していくことを知っていれば慌てることはない．飲酒・薬物使用の確認に重点を置かないことがコツである．モニタリングは必要であるが，信頼関係を築きつつ，「生きにくさを軽減していく対応」を続けていれば，アルコールや薬物はそのうちに止まるようになるものである．こちらは回復に対して余裕を失わず楽観的に対応する．不安なのは患者の方である．「心配だ．心配だ」と繰り返すと，患者は自責的になって来院することができなくなることにも留意する．「治療を続けていけばそのうち止まるようになると思いますよ」くらいがちょうどいいと思っている．

そして，やめたい思いが強い患者には，再飲酒・再使用を繰り返さないために必要な対処法を一緒に考える．答えを初めから伝えるよりも本人に考えてもらうことを優先する．患者本人が考えて試みようとする方法は実効性が高いことを知っておく．これとは別に，回復のために必要な知識や情報を折に触れて提供する．

再使用が起きた際には，自分を責めないこと，自信をなくさないこと，自暴自棄にならないことを支持し，孤立させずに寄り添う．治療意欲を維持できるように支援しつつ，この機会に自助グループやダルクへの参加，SMARPP などへの参加（当センターでは LIFE）を提案することも一法で

ある.

　断薬が続かなくても，治療につながっていれば止められるようになること を知っておくと，治療者は余裕をもって対応できる．治療者が，患者にいい 変化が得られず結果を焦ることのないように留意しておく．いい結果が起き ていない時ほど，患者は自責的になったり，自信を失ったりしている．治療 者は，責めたい気持ちになった時こそ，意識して患者をやさしく気遣うこと が有効であることを経験している.

6▶「ようこそ外来」で何を提供しているのか

　それでは，「ようこそ外来」で何を提供しているのであろうか．それは， 依存症という精神疾患に対する通常の治療の提供である．何も特殊ではない 通常の適切な治療の提供である．自分で病気かどうかもわからず，どうして いいかもわからず，無理やり入院させられるかどうかもわからず，通報され て逮捕されるかどうかもわからず受診した患者に対して提供するものは，「安 全と安心」である.

　依存症患者は，自信をなくし孤独で傷ついている．自分の力で薬物をやめ ることはできない．現在の日本で，薬物依存症患者が精神科医療機関を受診 することは，どうにもならなくなっているからである．その患者，その家族 の味方になることが重要な役割である．孤独な彼らの支援者になる用意があ ることを伝えることが大切である．だから，「ようこそ外来」なのである.

　患者の状態のアセスメント，治療の動機づけ，対処法の提案，困っている ことに対する支援などを行うが，前提になっているのは，患者を孤立から救 うことである．そして，「人を信じてもいい」というメッセージである．極 言すると，「人を信じられるようになって，人に癒され，支援を受けて，患 者がエンパワメントすること」である．やめるための技法やプログラムはそ のための材料であり，技法やプログラムで回復するわけではない．「ようこ そ外来」で回復の土台を築いた上で，その患者に必要な治療計画を立てるの であり，技法やプログラムありきではないことに留意する.

7 ▶「ようこそ外来」で乱用者が広がらないのか

「ようこそ外来」，つまりハームリダクション外来を行う際にしばしば質問される疑問である．

まず，どうして「ようこそ外来」に患者が来てくれるかを考えると，「よくなりたいから」であろう．「よくなりたい人」には，完全に薬物をやめたい人，害を減らしたい人，症状の悪化が不安な人，症状がつらい人，逮捕されたくない人，死にたくない人，幻覚妄想が怖い人，家族に見捨てられたくない人，裁判で有利な判決を期待する人，金銭的に苦しい人，生きていることがつらい人などさまざまな人がいる．

彼らにはいずれも，問題を解決したい，改善したいという思いがある．そのことを支援する．患者本人の困っていることの解決を支援するのである．そこに，患者と治療者の間に摩擦が生まれる理由はない．対立する要素はない．改善策は命令や強要ではなく提案である．患者は受け入れても受け入れなくてもいい．治療者は，患者を気遣い治療関係を築いていく．自然と信頼関係を育てていく対応になるはずである．治療が続けば続くほどいい関係が築きやすいであろう．誰も傷つけず誰も傷つかない．通常の精神科診療である．

このような対応をしていて乱用者が広がるわけがない．「患者に甘くしたらつけあがる」，「患者は安心して飲酒・薬物使用を続けるのではないか」，「患者の飲酒・薬物使用を助長することになるのではないか」，「飲酒・薬物使用を支えることにならないか」．これらはかつてよく言われた疑問である．確かにこのような患者は皆無ではないかもしれない．しかし，これらは杞憂である．

患者は，飲酒・薬物使用がどうにもならなくなって来院することが多い．そうでなくても，問題意識を少なからず感じている．たとえどのような動機からであっても，必要性を感じて治療の場に登場している．それで十分である．回復の動機づけができていればなおよいが，要は治療が続くかどうかである．治療関係を築いていけるかどうかである．そして，患者の望む方向に支援をしていければいい．味方であり続ければいい．

たとえば，患者から処方薬を出してほしいという要望があったとする．そ

の処方薬が依存対象であっても，現在，患者にとってやめられない必要な処方薬であれば，処方することは治療的であると考える．「その薬は依存になっているから出せない」ということが正論かもしれない．しかし，やめられない薬物を止めてしまえば患者はなおさら苦しくなる．そして，隠れて他の医療機関に処方薬を求めて受診するであろう．嘘と隠しごとができる．そうすると，受診に抵抗が生まれる．治療中断になるリスクが高まる．

　現在まだやめられないのであれば，そのことを共有して，将来的にやめる方向に考えられればいいのではないだろうか．あるいはやめられなくても，状態や問題が落ち着いていけばいいのではないだろうか．正論を振りかざすことは治療的ではない．治療者のプライドを傷つけられることを恐れることになっていないか．処方薬依存症患者に処方することの気まずさに耐えられないだけではないか．患者のことを優先して考えているかが問われる．患者を優先して支援していけば，いずれ患者は治療者が期待していることを察知し，その方向に変わろうとし始める．このようなことは日常的に経験している．

　患者の中には，「安心して薬物を使い続けたい」という希望もありうる．それが希望であれば，それでもいい．患者の望む方向に支援する．そのことを続けていると，患者は健康な方向に向かおうとするようになる．すぐではなくても，結局は薬物をやめようとするようになっていく．それに寄り添っていればいい．常に味方であればいい．強要しない自然な関わりが患者を健康にしていく．「ようこそ外来」で乱用者は広がることはない．これが結論である．

　このような対応をしていて治療になるのか．本当によくなるのか．そのような疑問へのひとつの回答として，「ようこそ外来」の治療成績を示したい．

8 ▶「ようこそ外来」の治療成績 [5, 6, 18, 25]

　海外では治療継続率の高さが，回復率に反映されることが実証されていることから，治療継続に関する治療者側の姿勢が重要となる．「ようこそ外来」の治療継続率と転帰について報告する．

【調査対象】

　埼玉県立精神医療センター外来において，2011年6月から2015年3月までの3年10カ月間に「ようこそ外来」を意識して筆者が診察した薬物依存症（DSM-Ⅳ-TR）新規外来患者322名で，男性239名（74.2%），女性83名（23.8%），平均年齢35.7±12.4歳であった．このうち，入院歴のある例は82名（25.5%），外来薬物依存症再発予防プログラム（LIFE）参加者は15名（4.6%），ダルク利用者は19名（5.9%）であった．対象者の多くは，外来での通常の診療が主であった（**表10**）．

　主な乱用薬物は，覚せい剤169名（52.5%），危険ドラッグ92名（28.6%），向精神薬34名（10.6%），有機溶剤（ガスを含む）11名（3.4%），鎮痛薬7名（2.3%），鎮咳薬5名（1.6%），その他4名（1.2%）であった（**表11**）．

表10　外来予後調査

埼玉県立精神医療センター外来において 2011 年 6 月から 2015 年 3 月までの 3 年 10 カ月間に「ようこそ外来」を意識して演者が診察した薬物依存症（DSM-Ⅳ-TR）新規外来患者 322 名

男性	239 名（74.2%）
女性	83 名（25.8%）
平均年齢	35.7±12.4 歳
入院歴有	82 名（25.5%）
LIFE 参加者	15 名（ 4.6%）
ダルク利用者	19 名（ 5.9%）

表11　主な乱用薬物（n=322）

覚せい剤	169 名（52.5%）
危険ドラッグ	92 名（28.6%）
向精神薬	34 名（10.6%）
有機溶剤・ガス	11 名（ 3.4%）
鎮痛薬	7 名（ 2.3%）
鎮咳薬	5 名（ 1.6%）
その他	4 名（ 1.2%）

JCOPY 498-22914

【結果】

　対象者の外来治療継続期間は，3 カ月未満が 78 名（24.2%），このうち 1 回のみで終了が 37 名（11.5%）であったが，22 名（6.8%）は転医あるいは前医に戻っている．3〜6 カ月が 46 名（14.3%），6〜12 カ月が 49 名（15.2%），1〜3 年が 91 名（28.3%），3 年以上が 58 名（18.0%）であった．

　つまり，外来治療継続期間が，3 カ月以上 75.8%，6 カ月以上 61.5%，1 年以上 46.3%，3 年以上 18.0%となる（図 7）．

　転帰については，全 322 名のうち，「断薬：6 カ月以上完全断薬」141 名（43.8%），「改善：完全断薬ではないが問題行動なく社会生活が著明に改善」51 名（15.8%），「不変・悪化」29 名（9.0%），「死亡」10 名（3.1%），「逮捕・服役」8 名（2.5%），「不明・不詳」83 名（25.8%）であった（図 8）．

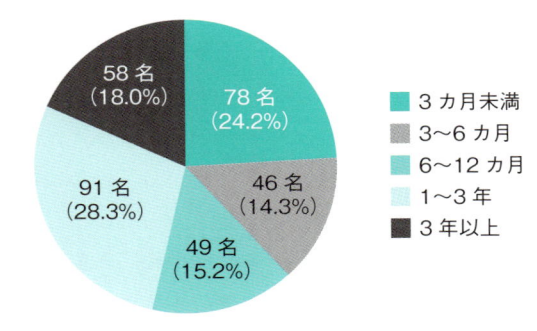

図7　「ようこそ外来」外来治療継続期間
（初診後 3 年 10 カ月の時点での評価）

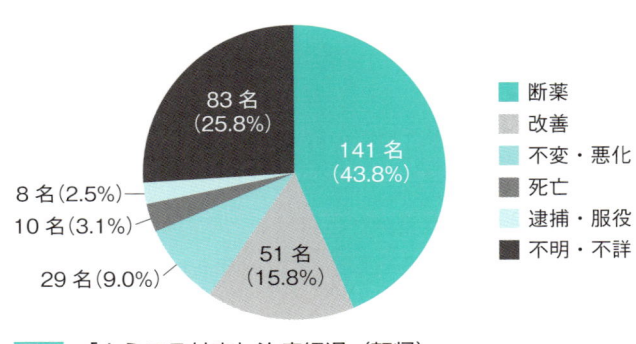

図8　「ようこそ外来」治療経過（転帰）

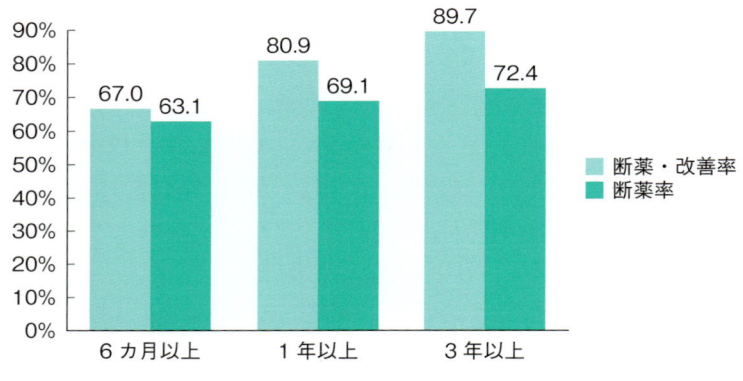

図9 「ようこそ外来」治療継続期間と断薬率・改善率

　つまり，外来治療開始 6 カ月以上経過した時点で，薬物依存症改善率（断薬＋改善）は 59.6％（192／322）であり，6 カ月以上断薬継続率は 43.8％（141／322），「不明・不詳」を除くと同断薬率は 59.0％（141／239）となる．

　外来治療継続期間と断薬率・改善率の関係を示す．治療継続期間が長くなれば，断薬率，改善率が高くなることを示している（**図9**）．

【考察】

　薬物依存症外来において，「ようこそ外来」をスタッフが意識して通常の外来診察を行う状況で，治療が長く継続すると，特別な治療プログラムを提供しなくても比較的良好な経過を期待できることが示唆された．

LIFE プログラムの実際
～ハームリダクション外来プログラム～ [6, 9, 18, 26)]

1 ▶ LIFE プログラムとは

　当センターでは，SMARPP 利用の許可を得てワークブックを作成し，外来において薬物依存症再発予防プログラム「LIFE」を，2008 年より実施している．対象は，通院中の薬物依存症患者である．依存症の治療全般について大切なことを示唆していることから，このプログラムについて述べておきたい．

　LIFE プログラムは，週 1 回のワークブックを用いたグループワーク（90

表 12	LIFE プログラムの概要

<対象者> 通院中の薬物依存症患者 (DSM-IV-TR)
　①断薬ができていない
　②刑務所出所直後など，再使用のリスクが高い
　③自助グループ・回復支援施設につながれない

<方法>
・週 1 回，90 分のワークブックを用いたグループワーク
・ワークブックは，SMARPP を中心に国内複数の機関から
　提供を受けた内容を取り込んで作成
・全 36 回（約 9 カ月間）を終了後も参加可能
・ダルクスタッフが定期的に参加
・希望者は随時参加

分）で，外来診察を合わせて実施する．基本は全 36 回 9 カ月間のプログラムであるが，9 カ月が終わっても参加は自由である．このプログラムに参加する患者は，薬物が止まらない患者，および薬物使用リスクが高い患者である（表 12）.

　そして，このプログラムは，ハームリダクション臨床に基づいている．開始当初はそのようなことを意識していたわけではない.実施しているうちに，ハームリダクション的なプログラムであることに後から気づいた．ハームリダクション外来プログラムと呼んでも異論はないと思われる.

2 ▶ LIFE プログラムで学ぶこと

　内容としては，ワークブックを使って正しい知識を身につけること，欲求を高める危険な引き金へ対応できるようにすること，自己を知り自己肯定感を高めること，自身の対人関係の問題を自覚して改善策を知ること，必要な回復資源の情報を得ること，日常でのストレス対処法など多彩な内容を盛り込んでいる.

　ただし，知識を詰め込むことを目的とはしていない．人と信頼関係を築くことができ，人に癒されるようになると，薬物を手放せるようになることを，身をもって体験してもらうことが大切である．正直な思いを安心して話せるようになると，「安心できる仲間と安全な居場所」を得られるようになる.

そして回復することを実体験してもらうことになる.

　LIFE プログラムは, ミーティングが主ではないが, 医療機関での自助グループ的プログラムである. 技法やプログラムの内容を身につけることより, 同じ目的をもち同じプログラムに参加することで, 人に癒されることが最大の目的と言えよう.

3 ▶ LIFE プログラムでの対応

　このセッションに入る前に,「この 1 週間をどのように過ごしたか」を 1 人ずつ話してもらう時間がある. そこで, たとえばメンバーの 1 人が,「実は 3 日前にまた覚せい剤やってしまいました」と話したとする. 他のメンバーやスタッフは決して責めることはない. 時には,「おめでとう」と笑顔で拍手が沸き起こる場合もある.「どうして薬物を使っておめでとうなんだ」と怒る人もあるだろう. しかし, 薬物を使っても治療の場に来られたことが賞賛に値するのである. 薬物を再使用すると, 多くの患者は自責的になったり自暴自棄になったりしてしまう. 平気な顔をしていても, 患者は傷つき反省している. 失敗したと感じて自分を恥じて孤独になり, 治療の場に来られなくなったり, 引きこもって使い続けたりしてしまう. そして悪化していく. 精神病状態で緊急入院を要したり, 逮捕されたり, 死に至る場合もある. 彼ら彼女らには, 再使用しても「おめでとう」と笑顔で受け入れてもらえる場所が必要である. そして, 再使用を正直に話せる場所が必要である. 正直に話して責められるのであれば, 正直になることは難しくなる. そして孤立する.

　再使用しても受け入れてもらえる場所, 決して責められない場所と仲間が回復には必要である. メンバーの再使用を責めるスタッフやメンバーは 1 人もいない. 再使用しても治療に来られたこと, 再使用を正直に話せたことが賞賛される. 治療の場はそのような場所でなければならない. 現在薬物が止まっているかどうかよりも, 正直になれているかどうかが, 依存症からの回復の目安になる. LIFE の場が温かく癒される場所になるよう, すべての治療スタッフが心がけている.

4 ▶ LIFE プログラムで乱用者は広がらないのか

　LIFE プログラムは，薬物をやめたい人が通ってくる場である．参加の強制はしない．治療者は参加を提案し，参加を希望する人を受け入れる任意のプログラムである．

　確かにメンバー同士で薬物を使うこともある．プログラムに参加した後に薬物を買いに行く場合もある．参加メンバーの何人もがスリップ（再使用）していることもある．なぜなら，やめられないからプログラムに参加している人たちだからである．スタッフは薬物使用を責めない．やめるようにとも言わない．

　このような状況をみると，患者は平気で薬物を使うのではないか．そうかもしれない．しかし，それは参加当初のことである．プログラムに通い続けていると，次第に薬物を使わなくなる．通い続けている患者はやめたい患者である．通い続けていると孤独ではなくなる．人に癒される．生きにくさが軽減する．すると，いつの間にか薬物を手放せるようになっていく．

　メンバー中で再使用が蔓延した場合，メンバーとスタッフがみんなで意見を率直に出し合えばいい．患者は変わりたいから，薬物をやめたいから通っている．彼らにとって通い続けることは容易ではない．何とかしたいから通い続けるのであろう．そのためには，「通ってよかった．楽しい」という場が必要である．

　人に癒されるようになれば，彼らは薬物を手放す．そこにたどり着くまで失敗が起こる．失敗の許される場所で人は変われる．失敗の許される場所で人は回復する．安心して失敗できる安全な場所で，人はエンパワメントされていく．

　LIFE プログラムで乱用者が広がることもある．ただし，通い続けている患者は改善していく．治療スタッフと信頼関係が築いていければ，一時期の乱用は恐れることはない．回復を信じて関わり続ければいいと考えている．薬物使用しても，プログラムから脱落しないように配慮することが大切なのである．

5 ▶ LIFE プログラムの治療成績 [6, 9, 18, 26)]

　LIFE では，通院していても断薬できていないか再使用リスクが高い患者を対象としており，参加者の 84.2％にプログラム参加中に再使用を認めた．外来治療継続率は 75.6％であり，自己中断例以外では，逮捕，ダルク入所，死亡であった．終了時点（9 カ月）での 3 カ月以上の断薬率は 61.5％であったが，途中で中断した例では 25.0％にとどまった（**表 13**，**図 10**，**図 11**）．断薬継続のためには，9 カ月を超える長期に継続したプログラム参加が必要であり，LIFE-mini，LIFE-note などの補助介入ツールの活用，随伴性マネジメントや動機づけ面接法などの治療技法の活用，治療的雰囲気作りなどが有効であると思われる．

　以上の結果から，①依存症からの回復には長期に継続して治療につながっていること，②安心できる居場所と仲間が確保されていること，③正直にありのままの自分を出せるようになること，が重要であると推測される．医療機関内のプログラムであれ，自助グループであれ，リハビリ施設であれ，上記の条件を満たしていることが必要である．

表 13　LIFE プログラムの治療結果

断薬率 （3 カ月以上）	継続参加 9 カ月以上群	61.5%（ 8／13）
	継続参加 9 カ月未満群	25.0%（ 8／32）
治療継続率	継続参加 9 カ月以上群	100.0%（13／13）
	対象者全体	75.6%（34／45） 自己中断 2．逮捕 4．ダルク入寮 3．死亡 2
LIFE 参加中の再使用率		80.0%（36／45）
参加率	継続参加 9 カ月以上群	77.8%（28／36）
	継続参加 9 カ月未満群	23.6%（8.5／36）

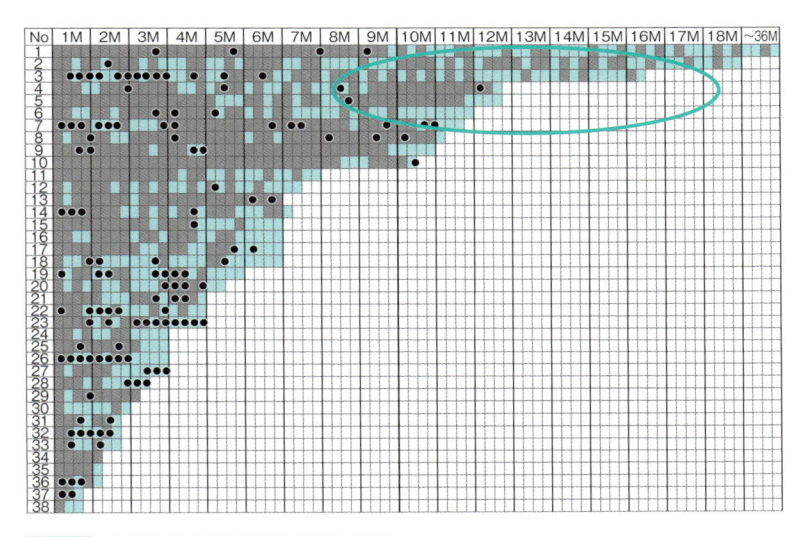

図10 LIFE の参加状況と薬物使用

グレーが参加，緑色が欠席，●は 1 週間以内の薬物使用を示す．
長く続けて参加すれば薬物は止まるようになる（楕円）．

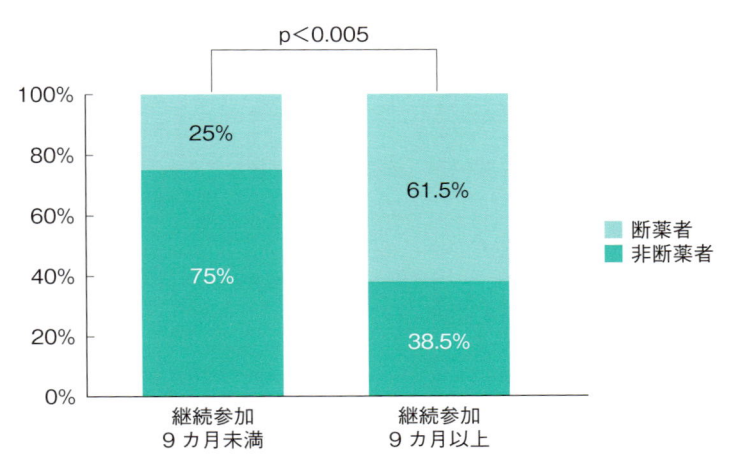

図11 継続参加月数と断薬率との関係

6 ▶ LIFE プログラムの何が有効なのか

　SMARPP は本家のマトリックスモデルとは異なり，専門的なプログラムではない．厳密には認知行動療法とは言えないかもしれない．同様に，LIFE でも，技法を身につけること以上に，回復のために一緒に取り組める仲間と居場所が得られることが，治療効果につながると考えている．治療者は，治療の動機づけを積極的に行い，治療の継続に十分配慮した対応を続けることが大切である．決して押し付けや強要ではなく，患者の自主性を引き出す対応こそが患者にとって有用である．治療者はここを取り違えてはならない．

　このように考えると，医療機関で実施している LIFE のような長期集団プログラムは，自助グループやダルクに継続してつながっていることによる効果と同様の効果こそが重要に思える．LIFE の場は知識や適切な対応を身につける場としているが，実は，同じ目的をもったメンバーが通い続けることにより，安心できる安全な居場所と仲間ができることが重要であると考えている．

　それでは，どうすれば継続参加が可能になるのか．参加メンバーに尋ねてみた（**表 14**）．「安心して薬物の話ができる場所は他にない」「ここに来た時だけ，わいわい話したり笑ったりできる」「LIFE 開始前の雑談がいい」「再使用しても笑い飛ばしてくれる」「苦しいと言わなくてもわかってもらえる」

表14　メンバーに聞いた「継続参加に必要なこと」

- 楽しいから来る．楽しくなかったら，誰も来ない．
- 安心して薬物の話ができる場所は他にない．
- ここに来た時だけ，ワイワイ話したり笑える．
- やめたい人だけ来ればよい．
- 仲間に会うと安心する．
- LIFE 開始前の雑談がいい．
- 入院しても参加できる．
- 仲間が心配してくれたり，怒ってくれたりする．
- 苦しいと言わなくても，なんとなくわかってもらえる．
- 再使用しても，笑い飛ばしてくれる．
- やばくなってきたら，LIFE に行かなきゃと浮かぶ．

「仲間が心配してくれたり怒ってくれたりする」「ヤバくなったら LIFE に行かなきゃと思う」などの意見が語られたが，その中で代表的な意見は，「楽しいから来る．楽しくなかったら誰も来ない」というものであった．

　LIFE プログラムのメリットを**表 15** に掲げる．患者中心の原則を徹底し，患者の自尊感情を傷つけない．患者と対決したりコントロールしたりしようとはしない．そして何より，患者に居心地のよい「居場所」を提供できることである．そのために，スタッフが患者に対して肯定的なみかたができること，明るい雰囲気づくりを意識することが大切であると考えている．

　依存症患者が，知識や対処法を身につけたからと言って簡単に回復できるものではない．プログラムに通い続けることによって，居場所と仲間ができ，人につながり人に癒やされるようになった時に，薬物を手放せるのだと考えている．とすると，LIFE は医療機関における自助グループ的要素を活用したプログラムであると言えよう．LIFE も自助グループもダルクも，結局，同じ問題と目的をもつ者にとって，「仲間と居場所ができること」そのものが，回復につながることを示唆している．

　LIFE プログラムを主に薬物依存症の治療を行っている患者は，決して多数ではない．しかし，このプログラムがあるためにさまざまな場面での応用につながり，薬物依存症治療の象徴として認知されるようになったことが大きい．また，緊密にスタッフが関わることから，このプログラムを経て回復していく患者の誕生がスタッフへの大きな励みにもなっている．また，卒業

表 15 LIFE プログラムのメリット

- 患者中心の原則を徹底する．
- 患者の自尊感情を傷つけない．
- 断薬を強要しない．
- 再使用を責めない．
- 患者をコントロールしようとしない．
- 正直な思いを安心して話せる場を提供できる．
- ワークブックを使用するため誰でも治療に関わりやすい．
- 多職種スタッフがチームで温かい雰囲気を保つ．
- 患者に「安心できる居場所」を提供できる．

生も当たり前に顔を出してくれる．彼らは回復を目指す患者のモデルになっている．

入院治療の実際 ～入院治療のハームリダクション化～

1 ▶ 入院治療で何をしているのか

　これまでのわが国のアルコール依存症治療のひな型は，入院治療によって集団教育プログラムを提供し，患者がそれに参加する．断酒を共通の目的として，入院患者は同一のプログラムに2～3カ月間の決められた期間参加する．それを終えると退院して外来につながる，というものである．この基本的な治療は，現・久里浜医療センターが開発して研修により普及したものである．現在，久里浜医療センターでの治療は，改良されて新しい内容になっているが，標準的な治療はなお入院主体の流れが残っている．

　このような治療は，同じ慢性疾患である糖尿病の教育入院に例えられるものである．アルコール依存症の治療が一般精神医療からはるかに遅れて始まったことから，重症の依存症患者が治療対象とされた．入院しなければどうにもならない患者を，動機づけさせて入院に同意してもらうことが，治療者の重要な役割であった．いかに患者を入院治療に導入させるかが課題であった．

　入院治療は，解毒して集団教育プログラムに参加することが標準的な治療であった．解毒の時期（Ⅰ期）と行動修正の時期（Ⅱ期）を分けて，行動修正が狭義の依存症治療とされた．

　入院治療では，解毒，疾病教育，自助グループへのつなぎに，各医療機関で運動療法，作業療法，SSTなどを組み合わせていた．プログラムが集団で行われることで，孤立しがちな患者は回復を共に進める仲間をもちやすくした．そして，自助グループにつながることが重要な目標であった．回復は自助グループ，あるいは回復支援施設で進めていくこととされた．その後，認知行動療法的アプローチが導入されるようになった．現在，自助グループへのつなぎのミーティングとワークブックを使った認知行動療法的治療が入院治療の柱となっている．

2 ▶入院治療の在り方の変化 ～患者のニーズに合わせた治療～

入院治療にも変化がみられ始めている．当センターにおいても，年々変化がみられており，以前の標準的な治療は標準ではなくなってきている．その変化について示すと次のようになる．

- 患者に適した個別の治療プランの作成
- ミーティング以外の積極的治療介入
- 患者の特性に配慮した個別作業療法の積極的導入
- 患者のニーズに合わせた入院目的の多様化
- 相対的に標準的治療プログラム（8週間）に参加する患者の減少
- 入院期間の短縮
- 必要に応じて何度でも繰り返し入院する患者の増加
- 断酒・断薬目的でない患者の増加
- 再飲酒・再使用を責めない対応
- 再飲酒・再使用時の行動制限の最小化，など

つまり，依存症専門病棟での入院治療ではあるが，個々の患者の状態とニーズに合わせて個別の治療プランを立てて，多職種で協議して有効な治療介入を行っていくようになってきている．そのためには，関係機関との積極的な連携が前提となる．

同じ病気だから同じ治療プログラムで治療する，という状況はだんだん変化してきていると言えよう．患者が困っていることの支援を前提とする介入は，一律に断酒・断薬を単一目標に掲げてプログラム参加を義務付ける方法とは異なってきている．ここでも，ハームリダクションの考え方が浸透し始めている．

3 ▶これからの入院治療はどうなっていくのか

連続飲酒・連続使用や深刻な合併症がある例では入院治療が必要であるが，現在は入院しなくても依存症治療は可能になっている．外来で治療提供できるようになると，入院前提の依存症治療は変化していかざるを得ない．そして実際，すでに変わり始めている．このことも，「依存症は入院治療が基本」というこれまでの原則が，他のありふれた精神疾患と同様に，「依存症は外

来治療が基本」へと移行している．また，「集団プログラム参加が基本」と
されてきたものが，「個別のニーズに応じた治療が基本」へと移行している．
そして，この傾向は今後さらに進んでいくであろう．

　治療プログラムの多様化と広く整備されることが前提となるが，入院治療
を行う患者は，連続飲酒や連続使用が止まらない重症例，合併する障害や生
活上の問題が深刻な例などに集約されていくと思われる．これからは，解毒
入院が中心となり，治療プログラムなどは外来を基本に行われるようになる
と思われる．それでは，専門病棟は不要かというとそうではない．その必要
性は変わらない．

　これまで治療につながっていなかった「軽症の依存症患者」に対して治療
提供することは，外来機能の充実が避けて通れない．市中のクリニックを中
心とした一般の精神科外来で，当たり前に依存症患者の治療を行えるように
なることが，将来的な課題である．こうして，治療対象となる母集団が大き
くなれば，専門病棟のニーズも高まると思われる．

　薬物依存症患者はその数が少ないこともあり，入院治療プログラムはアル
コール依存症患者と別ではなく，一緒に参加する場合が多かった．薬物はダ
ルクへのつなぎに重きが置かれた．その後，ワークブックを使った認知行動
療法的アプローチとして，主に外来で実施される SMARPP が普及するよう
になり，やはり入院治療の比重は低くなってきている．

ハームリダクション臨床実践の留意点

誰にでもできる依存症の診かた：「7 つの法則」[18]

　筆者は，誰もが依存症治療に関わりやすくなるための基本的な治療者の指針を，「7 つの法則」として提案してきた．これは，筆者が日常の臨床において基本にしている考えであり，このような考えに基づいて治療に関わってから，依存症治療は格段にやりやすくなったと感じている．

　難しいことを考える必要はない．そして，細かな技法は後で修得できればいい．基本になるスタンスが固まっていないと，有効な治療にならない．逆にこのスタンスさえしっかりしていれば，患者と無用な摩擦を起こして，患者を傷つけたり患者に傷つけられたりすることはないはずである．肩の力を抜いて，この法則を念頭において依存症患者と関われば，それだけでよい治療になると考えている．そして，この考えはハームリダクション臨床の基礎になるものである．これまで述べてきたことのまとめとして確認していただきたい（**表 16**）．

表 16　依存症治療「7 つの法則」

1. 依存症は「病気」であると理解できれば治療はうまくいく．
2. 治療を困難にしている最大の原因は，治療者の患者に対する陰性感情である．
3. 回復者に会い回復を信じられると，治療者のスタンスは変わる．
4. 依存症患者を理解するために「6 つの特徴」を覚えておく．
5. 依存症患者の飲酒・薬物使用は，生きにくさを抱えた人の「孤独な自己治療」である．
6. 断酒・断薬を強要せず再飲酒・再使用を責めなければ，よい治療者になれる．
7. 断酒・断薬の有無に囚われず信頼関係を築いていくことが治療のコツである．

①依存症は「病気」であると理解できれば治療はうまくいく

　治療者は，依存症は「病気」であることを正しく理解する必要がある．「病気」であると認識できていないと，治療者は，患者を責めたり強要したりして，反治療的な態度を取ってしまう．

②治療を困難にする最大の原因は，治療者の患者に対する陰性感情である

　依存症の治療が困難なのは，治療者が「症状」を症状として捉えられないからである．治療者が患者に陰性感情をもてば，共感はできず信頼関係を築けない．陰性感情を克服するためには，依存症を理解し，回復を信じられることである．

③回復者に会い回復を信じられると，治療者のスタンスは変わる

　依存症の正しい理解のために回復者に会うことが大切である．回復者に会わずに回復のイメージはできない．回復を信じられるようになると，患者を無理に変えようとする態度は軽減し，患者を尊重できるようになる．

④依存症患者を理解するために「6 つの特徴」を覚えておく

　依存症の基には人間関係の問題があり，「自分に自信をもてない」，「人を信じられない」，「本音を言えない」，「見捨てられる不安が強い」，「孤独でさみしい」，「自分を大切にできない」の 6 つに集約できる．これは患者理解のカギである．

⑤依存症患者の飲酒・薬物使用は，生きにくさを抱えた人の「孤独な自己治療」である

　依存症患者の多くが，幼少時からの深い傷を負っている．飲酒や薬物使用する人がみな依存症になるわけではない．対処できない困難を抱え人から癒しを得られない場合，アルコールや薬物に癒しを求め依存症となる．

⑥断酒・断薬を強要せず再使用を責めなければ，よい治療者になれる

　患者の回復を望むのであれば，断酒・断薬を強要したり再使用を責めたり

しないことである．依存症は「病気」と認識していないと，断酒・断薬を強要し，再使用を責めることになる．これは禁忌である．

⑦断酒・断薬の有無に囚われず信頼関係を築いていくことが治療のコツである

治療者は近視眼的に断薬ができているか否かに囚われやすいが，治療目標は，人と信頼関係を築き人に癒やされるようになることである．人に癒やされるようになって初めて，アルコールや薬物を手放せるようになる．

どんな患者にも物質使用に対する問題意識はある．患者がそれを認めて変わろうとするためには，批判的対立的ではない温かい支援が必要である．治療の成否は治療者のスタンスによる部分が大きい．このことを念頭に置いた対応が求められる．治療者の「技術・テクニック」より「共感性」が重要である．

依存症患者の対応を困難にしている最大の原因は，患者に対する治療者の陰性感情・忌避感情である．治療者がこの感情から解放され患者と向き合えた時に有効な治療が始まる．アルコール依存症患者・薬物依存症患者は，理解ある援助を求めている．依存症の治療は決して特殊なものではないことを強調したい．患者もその家族も，よりどころとなる治療者を求めている．彼らは決して，特別な人たちではない．

依存症の治療において，大切なことはとてもシンプルである．

人を信じられるようになると，人に癒やされるようになる．

人に癒やされるようになると，アルコールや薬物に酔う必要はなくなる．

依存症は人間関係の病気である．

回復とは信頼関係を築いていくことに他ならない．

ハームリダクション臨床を行う際の留意点

ハームリダクション臨床を行うにあたって，治療者はどのようなことに留意すればいいのであろうか．それは，この「7つの法則」と重なる部分も多いが，ハームリダクションを意識して，「ハームリダクション臨床の心得 10

カ条」を挙げる．治療する上での治療者の留意点についてあらためて確認したい．

　重要なことはこれまでにも述べてきた．「依存症は病気である」という理解の上に，やめさせようとしないことである．「やめないからけしからん！」ではなく，「やめられないから支援が必要！」である．ここをきちんと理解できていれば，大きな間違いはないであろう．やめられないのであれば，やめられないことをそのまま受け入れる．無理にやめさせようとはしない．やめないのではなく，やめられないからである．できないことを無理強いすることは治療ではない．

　やめることを直接支援するよりも，「生きにくさ」「孤独感」「自信喪失」「自責感」「羞恥心」「人間不信」「怒り」「不安」「抑うつ気分」「喜びの喪失」「希望の喪失」「信頼感の喪失」「貧困」など，患者を取りまくネガティブな要素を軽減していくことを支援することに重きを置く．やめられていても，やめられていなくても，治療者のスタンスは変わることはない．一貫した押しつけではない支援を継続する．必要に応じて，それぞれの必要な職種，関係機関の支援につなぐことも重要である．他職種，関係機関のスタッフも，患者の支援について同じスタンスで関われることが大切である．

　「やめさせようとしない依存症治療」は，表面的な飲酒や薬物使用を無理やりやめさせようとしてきた，これまでの治療スタンスの反省に立った対応である．それでうまくいっていたのであれば問題はない．しかし，これまでの対応が，治療者・支援者と患者の間に摩擦や対立を深め，お互いを傷つけ，効果がないどころか失望と燃え尽きを繰り返してきたとするならば，その方法はみなおされなければならない．このようなスタンスを続けていることは誰のためにもならない．そして，必ずしも断酒・断薬を必要としない大多数の軽症依存症患者や，軽症から中等症の使用障害患者に対しても，的外れな治療であった．

　このように考えると，「ハームリダクション臨床」こそが，本来の依存症治療の原則となるべき考え方であるように思えて仕方がない．これまでの患者に直面化させ，苦痛を感じてもらい，ギブアップするまで支援を控え，ギブアップしてから無条件で治療に従わせる方法は，エビデンスがないだけで

表17 ハームリダクション臨床の心得 10 カ条

1. 患者中心のスタンスを常に維持する
2. 患者に敬意をもって誠実に対応する
3. 患者との信頼関係づくりを優先する
4. 患者の現状をそのまま肯定的に受け入れる
5. 患者の問題行動は症状の影響が大きいことを理解する
6. 治療目標を断酒・断薬に焦点づけしない
7. 患者の飲酒・薬物使用を責めずに受け入れる
8. 患者が困っていることに焦点づけする
9. 患者の飲酒・薬物使用に囚われず患者の害の軽減を目的とする
10. 患者に陰性感情をもたずに寄り添っていく

はなく，倫理的に問題があると言われても仕方がない要素を孕んでいる．治療者・支援者が患者をコントロール・支配しようとする欲求に敏感であり続け，そのようにならないための多職種での支援が求められている．要は，治療者は患者に敬意を払い，患者自身が納得のいく治療・支援を提供しなければならない．

　以上を踏まえて，ハームリダクション臨床における治療者の留意点「ハームリダクション臨床の心得 10 カ条」を列記する（表17）．ハームリダクション医療は，患者の基本的人権を尊重し，誤解や偏見，スティグマから守る医療でなければならない．そして，その対応の中で信頼関係を構築していくことが，依存症からの回復には最も重要であるという視点に立っている．

①患者中心のスタンスを常に維持する

　患者が主役であり，患者の主体性を蔑ろにした治療・支援は間違いである．患者は判断のできない無能者ではない．判断を誤るかもしれないが，それでも患者の主体性を奪ってはならない．治療者はあくまでコーチであり支配者ではない．治療者が患者を支配しようとしていると感じると，患者は抵抗を示し関係は悪化する．逆に患者を尊重していることが伝われば，友好的な関係を築きやすくなる．

②患者に敬意をもって誠実に対応する

これまでの依存症治療において，患者の尊厳は守られてきたとは言えないことが多かった．患者を見下した医療は間違いである．どんなに「高級な」治療であっても医療としては失格である．患者を尊厳あるひとりの病者として誠実に関わることが基本である．このような対応を続けていると，患者も治療者に敬意を示してくれるようになり，信頼関係を築きやすい．

③患者との信頼関係づくりを優先する

治療者と患者との間に信頼関係が築けていなければ，治療の動機づけは難しく，その他の治療的対応は効果を期待できない．治療において，最重要なことは信頼関係の構築であり，良好な治療関係を築くことから依存症治療は始まると言っても過言ではない．いい関係ができると治療は格段にやりやすくなる．

④患者の現状をそのまま肯定的に受け入れる

患者は治療に登場するまでにさまざまな問題を多岐にわたって抱えていることが多い．また，治療に対して拒否的であったり，治療者に敵対的であったり，問題行動を繰り返し起こしたりする．これまでに犯罪行為で服役を何度もしている例も珍しくない．そのような患者であっても，これまで生きてきたこと，治療の場に登場できたことを評価し，よい点悪い点を含めて患者をひとりの人間として肯定的に受け入れる．それにより患者は変わり始める．

⑤患者の問題行動は症状の影響が大きいことを理解する

治療の経過中に患者はさまざまな問題行動を起こす．そのほとんどは依存症，あるいは合併する精神疾患の症状，背景にある対人関係の問題などで説明できると考えている．治療者が患者に陰性感情を募らせる要因として，渇望期の症状の他，急性中毒による意識混濁，薬物探索行動，強い劣等感，完璧主義，対人不安，被害関係念慮などがある．陰性感情を募らせることなく，症状を軽減させ患者の苦痛をとることが大切である．

⑥治療目標を断酒・断薬に焦点づけしない

そもそもハームリダクションは，飲酒や薬物使用の有無に囚われない患者支援のことである．患者の健康を害する要素を軽減することに主眼を置く．断酒・断薬に自然に焦点づけられ，実行できていけば理想的であるが，治療者側からこのことを強調することのデメリットを考慮すると，焦点づけをしないことがよい．もちろん，患者から断酒・断薬を望むのであれば，それを目標に対応を考えていく．

⑦患者の飲酒・薬物使用を責めずに受け入れる

依存症患者の飲酒・薬物使用は，責められるべき「悪」ではなく，共に改善を目指す「症状」である．飲酒・薬物使用を責めることのデメリットは先に述べた通りである．頭でわかっていても，患者の再飲酒・再使用には陰性感情が強くなることが多い．そのことによって治療関係も治療効果も悪化させてしまうことに留意する必要がある．再飲酒・再使用した際に患者自身が傷ついていることを知っておきたい．

⑧患者が困っていることに焦点づけする

患者が困っていることに焦点づけして診療を進めていくことは，自然であり，当然患者の抵抗も少ない．患者が困っていないこと，患者が迷っていることに焦点づけして，治療者側のペースにもっていこうとすると抵抗が生まれる．患者の意向と治療者の意向が一致していないと，治療は進まない．患者が困っていることに常に目を向けて，そこに関わることで信頼関係を築きやすくなる．逆に，望まないことを無理強いされると患者は治療から離れていく．

⑨患者の飲酒・薬物使用に囚われず患者の害の軽減を目的とする

これまでの依存症治療では，飲酒の有無，薬物使用の有無にばかり焦点づけられ，「飲酒・薬物使用はダメ，断酒・断薬はヨシ」と結果にばかり囚われていた．性急に結果を求められると，治療者に認められたい思いが強い患者は，無理にがまんして止めようとする．しかし，限界が来て飲酒・薬物使

用した場合は，正直になれず嘘をつく．その嘘がばれてしまうと，羞恥心と不甲斐なさから自尊感情は傷つき欲求が高まる．それだけではなく，治療からも脱落してしまうリスクが高くなる．害を軽減して患者の苦痛を軽減することが優先されるのはそのためである．

⑩患者に陰性感情をもたずに寄り添っていく

信頼関係を築き，人に癒やされるようになることが依存症治療の目標であると考えている．それなのに，治療者が患者に対して陰性感情をもったのでは，最初から治療を放棄しているようなものである．せめて治療者は，患者の内面にある苦痛，生きにくさ，不器用さを理解した対応を心がけるべきである．陰性感情を募らせるか否かは治療者の問題である．なぜなら，陰性感情を引き起こす多くの要因は，病状から来ているからである．そして，依存症という病気を理解し，依存症患者を理解できた時，患者に対する陰性感情は消えてなくなるはずである．これは筆者自身の経験でもある．

誰も傷つけず誰も傷つかないハームリダクション臨床 ～筆者の経験から～

ハームリダクション臨床は誰も傷つけず誰も傷つかない．これが最大のメリットかもしれない．そもそもどうして治療者が患者を傷つけ，治療者が傷ついてきたのであろうか．そのこと自体がおかしいことに気づかなければならない．

これまでの依存症治療で患者は傷つき，治療者は燃え尽き，誰も幸せになれないことに問題があった．すべての事例で苦痛を伴っていたわけではないものの，アルコール依存症・薬物依存症治療にまつわる暗いイメージは，治療者が避けて通りたい問題を抱えていたからと言わざるを得ない．

筆者は，依存症治療を専門とするようになって 20 年以上になる．かつての依存症病棟で勤務していた際に，ストレスを強く感じていた．しかし，現在は，あれほどストレスに感じていた依存症，特に薬物依存症患者の診療が楽しくて仕方がない．その経験について述べたい．

　薬物依存症の治療を困難にする最大の原因は，治療者の患者に対する陰性感情・忌避感情である．その背景には，「薬物依存症を病気とは思えない」という意識の問題があった．一般の人々にも，家族にも，依存症患者本人にも，支援者にも，そして専門治療を請け負う医療機関の治療者においてさえ，「依存症は病気である」という認識をもちにくい面があるからである．

　残念ながら，薬物依存症患者を表面的にみると，意志が弱い，自己中心的，約束を守らない，がまんができない，信用ならない，切れやすい，トラブルメーカーなどの負のイメージをもたれる．筆者自身，薬物依存症患者の治療に携わるようになっても，長年にわたり，このような意識がなかったかと言えば嘘になる．だから，診察は楽しいとは言えず，できれば関わりたくない患者も 1 人や 2 人ではなかった．専門治療を行っている病棟の医師であっても，恥ずかしながらこの程度の認識であった．

　さらには，どのように治療すればいいのか，どのように対応することが適切なのかもわかっていなかった．このことは，私ひとりに限ったことではないであろう．根拠のないやり方が正しいと信じられ，検証されることもなく代々引き継がれてきた．海外で有効性が実証されている研究成果と，わが国で行われている依存症治療は全く別のものとして結びついていなかった．「所詮それは海外のこと，日本とは事情は異なる」との思いがあった．何となく通り一遍に関わり，回復するかどうかは患者次第であった．何が正しいかわからないまま治療をしていたことになる．

　この問題はどこに原因があったのであろう．専門医療を実施しているとはいっても，医療機関の中に回復はない．失敗例，外来ではどうにもならない例が専門病棟に入院してくる．それも繰り返し再入院をしてくる．当時の筆者は，繰り返し入院してくる患者に対して「問題意識が足りない」「やる気がない」「回復しないだろう」と，否定的なみかたしかできなかった．それは，筆者自身の無知と無理解によるものであり，「依存症は病気である」と講義や講演会で何度も話していても，本当の意味で「病気」とは認識していなかったのだと思う．

　治療者が，依存症を「病気」と認識しているかどうかは，治療者の 2 つの態度で明らかになる．1 つは，「患者に断薬を強要していないかどうか」

であり，もう1つは，「患者の薬物再使用を責めていないかどうか」である．依存症はコントロール障害を主症状とする病気である．断薬は強要することではない．なぜなら，意志の力でコントロールできないからこそ「病気」とされるからである．

　強要するということは，「自分で何とかしろ」，「意志で止めろ」と言っているようなものである．それができないから治療が必要であるということに矛盾している．同様に，再使用を責めてはいけない．「依存症は病気である」と言いながら薬物の再使用という症状が出たら責めることがしばしば起こる．あからさまに責めなくても，悲しい顔をしたり，皮肉を言ったり，がっかりしたりする．ひどい場合は，再使用したら「退院」あるいは「もう診ない」と約束させる医療機関もあった．

　何度も繰り返すが，再使用は薬物依存症の症状である．症状が出たら患者を責めるということは，依存症を病気と思っていないことを証明しているようなものである．患者が，薬物を再使用したから，つまり症状が出たからと言って治療者に謝罪することもおかしい．治療者は，患者に症状が出たら，患者を気遣い，対応策を一緒に検討することが治療である．

　うつ病の患者に元気がないからと責める治療者はいない．幻聴があるからといって統合失調症の患者を責める治療者はいない．物忘れがひどいからといって認知症の患者を責める治療者はいない．依存症と似ていると言われる糖尿病の患者に，血糖値が高いからといって責める専門医はいないと聞く．高血圧の患者の血圧が高いといって懸念を示す専門医はいても，それを突き放すように責めることはないはずである．いずれも患者を責めることは反治療的である．どうして，依存症患者ばかりが責められるのであろうか．

　筆者自身が陥っていた失敗を振り返ってみると，薬物依存症患者自身をきちんとみていなかったことに気づいた．ひとりの患者として，ひとりの人間として向き合えていなかった．患者に対する姿勢は半身であり，逃げ腰であった．味方のような振りをしながら，患者の内面を深く理解しようとしていなかった．そのような偽物の「専門治療」を漫然と続けていた．

　その私に転機となったのが，病院の外で回復者と会うようになったことで

あった．病院で会う薬物依存症患者とは，いつも「患者-治療者関係」だが，病院の外で会う回復者とは，「人間-人間関係」となり立場は対等である．そして，外で会う回復者は魅力的な人たちであった．

正直に告白すると，ダルクの施設長などの回復者が，薬物依存症患者に対して提案したり，助言したりする内容を，当時の私はよく理解できなかった．どうしてそんな提案をするのか，真意がわからなかった．筆者自身が回復というものをよく理解できていなかったからである．彼らに対して劣等感さえもつようになっていた．

薬物依存症を専門に診る精神科医はごく少数である．その少数の専門家でいることに胡坐をかいていたのかもしれない．ただ，本心では薬物依存症患者の思いを理解できずにいることに戸惑っていた．ひとりの人間として患者に対して真摯に向き合っていなかったから当然であった．薬物依存症の回復支援の在り方がわからなかったし，回復を支援できる自信もなかった．

私にとってのもうひとつの転機は，依存症患者の家族に関する研究班の一員になる機会を与えられたことである．2006 年から 3 年間にわたって，依存症患者の家族の実態とニーズに関する全国調査を担当させてもらった[20]．依頼したアンケートに対して，アルコール依存症の家族約 2000 名，薬物依存症の家族約 550 名から回答を得た．それが家族の深刻な実態を生の声で知る大きな機会となった．

多くの家族の方々の思いが自由記載の欄にびっしりと綴られており，さらに何枚もの便せんに熱い思いや嘆き，怒りなどが綴られていた．そして，その多くは「祈り」のように感じられた．この現状を何とかしてほしいという家族の叫びが，私の心に突き刺さった．しかし，いったい私に何ができるだろう．一精神科医の私には，あまりにも重い宿題であった．何が自分にできるのかを自問自答した．そして，一人ひとりの依存症患者や家族に真摯に向き合い，彼ら彼女らの目線に立った「味方」になれるよう努めようと思った．家族の心からの叫びに，中途半端な治療に終始してきた自分の姿勢を改める機会をもらえたと感じた．

それから，依存症患者，特に偏見の大きい薬物依存症患者にきちんと向き合い，患者を理解し，「病気で困っている人（病者）」として関わるという当

たり前のことを心がけるようになった．そのような姿勢で関わると，彼らの心の内が次第にみえるようになってきた．彼ら彼女らが徐々に心を開いて話してくれるようになった．

薬物を使いながら受診することが，いかに患者にとって不安で苦痛かを理解できるようになった．薬物が止められない状況で予約をした日時に受診することが，いかに大変かを理解できるようになった．彼らは自信を失い自分に価値などないと思いながら，それを気づかれないように生きてきたことを知った．彼女が何度もひどい性被害に遭い自分はもう終わっていると思いながら，誰にも話さず生きてきたことを知った．薬物がなければとっくに死んでいただろう，という人たちの多さに驚かされた．

「今まで，自分は何を診てきたのだろうか」，「何を理解して治療してきたのであろうか」．薬物依存症患者の思いを知らないまま，表面的な関わりを常識に照らして断薬を強いてきた自分を恥じた．このことに気づくまで 10 数年を要したことが悔やまれる．しかし，時間はかかったけれど，大切なことを知ることができた．

彼らの内面に目を向けられるようになると，その苦悩を知ることができるようになった．依存症になった患者が簡単に薬物を止められるわけがなく，単に薬物を止めれば済む問題でもない．彼らが薬物を手放せるためには，薬物に求めていたものを知る必要がある．それが「人からの癒し」であるのだと気づくことができた．依存症患者は，例外なく対人関係に問題をもっている．安心して人から癒されることができないと，苦しい時に「孤独な自己治療」として薬物を使っていた．そんな例がとても多いことがわかった．

依存症からの回復には，人に癒やされるようになること，つまり人と信頼関係を築けるようになることが大切である．「安心できる仲間」と「安全な居場所」が必要である．「信頼関係を築けるようになること」「人に癒やされるようになること」が，依存症患者の回復目標であると理解するようになった．この方向に沿ったものは，治療・回復支援として正しい．そして，治療・回復支援には，治療者・支援者の患者と向き合うスタンスこそが重要であることに気づいた．これまでの 10 数年の自分の治療対応が，いかに治療的でなかったかを反省すると同時に，ひとりの患者として当たり前に敬意をもっ

て関わることで，いかに治療がスムーズにいくかを知った．

　依存症は決して特別な疾患ではない．依存症には決して特別な治療が必要なわけではない．そして，依存症患者は決して特別な人たちではない．不安障害，気分障害などと同じ，ありふれた一精神疾患である．とすると，依存症は専門医療機関だけが診るものではないと気づいた．一般精神科外来で当たり前に診られるべき疾患である．

　これまで，精神科医療につながる依存症患者は，その病気の性質から進行して重症となり，どうにもならなくなって初めて医療の場に登場していた．だから医療につながった時はすでに重症であり，大切なものをたくさんなくしていた．そこからの回復は大変であった．進行例，重症例のみが治療対象とされてきたからである．これまで精神科医療につながっていた依存症患者は重症者である．中核群はもっと軽症例である．この多数の中核群に医療は届いていなかった．この軽症の人たちに一般精神科外来で，「当たり前」の精神科医療を提供できればいいと考えている．重症例は専門医療機関で治療するとしても，圧倒的多数の「真の中核群」に一般の精神科医療を提供することが重要だと考える．これは，アルコール依存症であっても薬物依存症であっても同様である．

　依存症は病気である．それもありふれた病気である．そして信頼関係を築いていければ患者は回復に向かう．このことを依存症の治療に抵抗がある治療者に実感してもらいたいと思っている．

　信頼関係を築けた時，治療者・支援者も温かい気持ちになれ癒される．信頼関係は一方が他方に提供するものではなく，「双方向性」のものだからである．回復を生み出す現場は温かい雰囲気に包まれているはずである．今，筆者は薬物依存症の患者が外来に来てくれることが，嬉しくて仕方がない．患者は現状を何とかしたいという思いをもっているからこそ，外来に来てくれるはずである．その患者に寄り添い，患者が自らの力で立ち上がっていくことを目の当たりにできる．

　外来では，来てくれたことを正直に喜び，信頼関係を築いていくことに専念しつつ，いい変化を言葉にして伝え，心配な行動には懸念を伝え，次の外

来に来てくれることをお願いする．患者が正直な思いを話してくれた時，信頼関係が少しずつ築いていけたことを実感している．この時が最もうれしい瞬間である．それを正直に患者に伝える．やっていることはとてもシンプルである．他の疾患の治療と特に異なるわけでもない．このことを繰り返していくだけである．

　このようなスタンスで治療をするようになって，少なくとも治療の場で患者が傷つくことはない．そして，もちろん筆者が傷つくこともない．筆者から患者に対して何も押しつけることはなく，押しつける必要もない．診察のたびにお互いが癒されるつながりを確認できることが何より嬉しい．筆者が嬉しいと患者も喜んでくれる．患者が喜んでくれると筆者も嬉しい．

　「ようこそ外来」と称した日々の外来が，温かく笑顔にあふれて元気になれるものであれば，信頼関係を築いていけるものであれば，患者も治療者も滅多に傷つくことはないはずである．これまでの治療がストレスフルで苦しくなるようなものであったとしたら，何かに無理があったと考えなければならない．何かを無理に変えようとしていたと考えなければならない．患者と気持ちが乖離していた可能性がある．信頼関係が危うくなっていた可能性がある．苦しい治療は何かに問題があるはずである．本来の依存症治療は苦しいものではない．その際に，「ハームリダクション臨床」「やめさせようとしない依存症治療」が指針となると考えている．

ハームリダクション臨床の
具体的方法と事例の提示

ハームリダクション臨床の具体的方法 [27)]

　治療の抵抗があり情報が得にくい薬物依存症患者を例に，診療の留意点を具体的に示す．初診からの関わりを経て，アセスメントをしながら，問題点を明らかにしていき，患者の意向に寄り添って治療契約を結んでいく．ここまで丁寧に対応することができれば，それ以降の治療はそれほど難しいものではなくなることが多い．治療関係を作るところが大切なポイントとなる．

1 ▶ インテーク面接（受診理由の事前確認）

① 「一番お困りのことは何ですか？」

　まず，来院してくれたことに対して，「ようこそ」と肯定的に迎え入れる．本人が困っていることを話してくれると関わりやすいが，「何も困っていないです」「別にないけど」などと援助を求めないことも多い．家族に渋々連れてこられ，不機嫌なことも珍しくない．「眠れない」「イライラする」「意欲がわかない」など何か話してくれると，そこから面接を広げられる．

　患者が困っていることに焦点を当てるが，患者から訴えがなければ，家族から心配なこと，困っていること，薬物使用を疑う理由などを確認する．「最近，明らかに様子がおかしい」「部屋に籠って出てこない」「部屋に注射器や変な粉があった」「後をつけられていると真顔で訴える」「イライラして暴力的」「金使いが荒い」「クスリをやっているみたい」などの訴えはよく聞かれる．

　患者が否認している場合は，改めて本人に「薬物使用があっても通報はし

ない」旨，保証したうえで薬物使用について尋ねる．家族同席で話しにくい場合は，個別に尋ねる．薬物使用を認めた場合は，責めることなく，話せたことを評価する．

② 「その他に，お困りのことはありませんか？」

患者・家族共に混乱して整理できていないこともあるため，困っていることは些細なことでも話してもらう．

③ 「それによる生活への支障はありませんか？」

問題が起こる前と比較して，できなくなっていること，新たにみられた問題などを具体的に聴取する．仕事や学校に関する悪影響，家族内の問題，問題行動の有無などについて，起きている支障とその程度を把握する．

④ 「今回の受診のきっかけはどのようなことでしたか？」

患者が受診動機をもって来院したのであれば，そのことを評価して確認する．家族が心配して患者を連れてきたのであれば，その理由について尋ねる．受診に至った経路についても確認する．

⑤ 「ご自分では，これは何が原因だと思いますか？」

薬物使用を認めているのであれば，現在の症状と薬物使用の関連について確認する．使用薬物は，興奮系，抑制系，幻覚系に大まかに分けられる．それぞれの薬物使用で起こりうる症状を説明し，その有無について確認する．薬物使用を否認している場合は，使用の有無を問い詰めるのではなく，家族が心配していることについて，どのように対処できるかを具体的に話してもらう．

⑥ 「ここ（医療機関）で，どんなことをしてほしくてこられましたか？」

本人が否認している場合は，来院を歓迎したうえで，何か手伝えることはないか確認する．薬物使用を認めている場合は，どんな点に問題を感じておりどうしてほしいかを話してもらう．「薬物を止めたい」「症状をなくしたい」

などの要望があれば治療へ導入しやすい．同様に，家族にも期待していることを確認する．ただし，本人の意向を無視して家族の要望だけに応えることは避ける．

2 ▶「診立て」

薬物使用が疑われる場合は，以下のことを確認して診立てる．

具体的には，薬物使用の有無と種類，併用薬物の有無と種類，使用開始・最終使用の時期，使用頻度，現在の症状，過去の症状，薬物使用と症状出現の関連，症状の切迫度，精神病症状の有無と程度，自傷他害の危険性，問題行動（暴力，自傷，自殺企図，犯罪行為など）の有無と既往，薬物乱用などによる逮捕歴，止めようとした経験などについて情報収集する．

使用薬物がわかれば，興奮系（興奮，不眠，イライラ，音に敏感，勘繰り，幻聴，妄想など），抑制系（意識消失，もうろう，ふらつき転倒，引きこもりなど），幻覚系（幻視，幻聴，知覚変容，奇妙な言動など）の特徴を目安に薬物使用による症状として説明できるか否かを確認する．複数の薬物を使用している場合は，明確には区別できないが，出現している症状によりどの系統の薬物かを推測する．症状がない場合でも，今後の使用により出現する症状を推測できる．

患者が薬物使用を否認しており，診立てが困難な場合は，尿検査への協力を求めることも一法である．その場合はトライエージ DOA® を使うが，保険請求はできない．

薬物使用については，乱用レベルか，依存症レベルか，中毒性精神病レベルかを診立てることが重要である．さらに，依存症と診断される場合は，依存の程度，患者の断薬の動機，治療を受ける動機についても評価する．中毒性精神病レベルで症状が切迫している場合，自傷他害の恐れがある場合は，非自発的入院の必要性について評価する．

3 ▶ 患者への説明と治療契約

①診断・診立て・病態をどう説明するか

薬物使用のルール違反のみであれば乱用の診断，コントロール障害があれ

ば依存症の診断，薬物使用により現在症状が出ていれば，急性薬物中毒，一過性ではなく精神病症状が認められれば中毒性精神病と診断される．使用薬物が明らかな場合は，その薬物名を付けて診断する．診断を率直に伝え，意志の力でコントロールできなければ依存症の診断がされること，依存症は病気であり治療が必要なこと，さらに薬物を使い続ければ慢性精神病になることを説明する．

②治療目標，治療法をどう説明するか

治療目標は，患者・家族の主訴を考慮して決めるが，特に患者が何を問題に感じているか，どうしたいか，に合わせた設定が望ましい．治療者と患者の治療目標が一致していないと治療は滞る．必ずしも初めから断薬にこだわる必要はない．

治療法については，患者の治療動機によって異なるが，共通して重要なことは，良好な治療関係の構築と治療の動機づけである．初めは疾患の説明と共に，起こりうる症状や問題，依存症の基にある対人関係の問題などについて情報提供する．自助グループ（NA）やダルクなどに関心があれば，速やかに参加を促すが，多くは容易につながらない．患者に薬物使用のモニタリングをしてもらい，止められそうか，量や回数を減らせそうかを試みてもらう．その際に，どのような方法が考えられるかを具体的に話し合う．

薬物使用につながる危険な刺激は何か，どうすれば生活の中から排除していけるかを考えてもらう．前向きな変化がみられれば十分評価し，危険な考えや行動には懸念を伝える．その際に，断薬の強要，再使用の叱責は禁忌である．薬物使用・再使用は依存症の症状であり，行動の善悪ではないことを治療者は自覚していなければならない．薬物を止めさせるよりも治療関係の構築が優先される．

動機づけが進めば，自助グループやダルクへの参加，ワークブックを使った集団プログラム（SMARPP など）への参加などを提案するが，参加が困難であっても通院を続け個別に関わるだけでも有効である．要は，治療の場を本人が正直な思いを安心して話せる場所にできることであり，人に癒やされるようになることである．

③予想される転帰をどう説明するか

違法薬物の断薬は，アルコールや処方薬を止めるより実現しやすいが容易ではないこと，一日一日使わない日を積み重ねていくことの大切さを伝える．

④治療方針の協議（患者・家族・関係者との）をどう進めるか

治療の継続が重要であることを説明し，家族・関係者に協力を依頼する．治療方針は，患者の望む目標に向けての支援を基本とする．治療が滞った場合は，家族・関係者で話し合う機会をもつ．その際，家族らから患者を責める雰囲気にしないことが大切である．患者の自発性や動機づけが高まる対応が望ましい．

4 ▶ 治療の展開（初診時・維持期まで・それ以降）

①初診時

受診したことを評価し，違法薬物の使用を通報しない保証をする．そのうえで，患者の望む方向へ支援することを伝え，少しでも信頼関係を築ければ十分である．消極的・拒否的な状態で受診した患者が，自ら通院するようになれば成功である．緊急の対応を要する症状があれば，入院の必要性の有無について評価する．

②維持期に至るまで

通院継続していることを評価し，引き続き通院してもらえるように促す．些細なことでも，よい変化について必ず言葉で評価する．失敗は責めずにどうすればいいかを一緒に考える．随伴する精神症状については，処方薬依存を作らないように配慮した適切な薬物療法を実施する．

この時期は，正直な思いを安心して話せる治療関係を築いていくことが最も重要である．人を信用できるようになり，正直な思いを話せるようになって初めて人に癒やされるようになる．

断薬を強要せず，薬物が止まらなくても批判しない．薬物使用しながらでも通院を続けていることは十分評価するが，放置できない状態であれば入院治療に導入する．病状の悪化や失敗が起こった時は，新たな方法を提案する

よい機会になる．ただし，拙速に患者を変えようとする態度は患者の「支配」であり，反治療的である．

　治療の展開は，外来通院から導入し，必要であれば入院治療を行うが，慢性疾患である依存症の治療は通院が基本である．そして，外来通院から，自助グループへの参加，ダルクへの通所，SMARPP への参加などへ展開できればよい．それでも薬物使用が止まらず問題が悪化する場合は，ダルクへの入所を検討する．自助グループやダルクへつなぐためには，家族やスタッフ同伴での見学参加やメンバーやスタッフが出向いてくれる「メッセージ」が有効である．

　患者同様に家族に対しても，家族教室への参加や家族会・家族の自助グループへの参加を促す．家族のストレスが高く，孤立して精神健康を害していることも多い．通常の生活に支障をきたしている場合は，十分に労をねぎらい，家族を精神科医療につなぐことも必要になる．その際，筆者は，家族の負担を考慮して主治医を兼ねることが多いが，そのことで支障をきたすことはない．

③維持期以降

　維持期と同様の対応を一貫して続けていく．このころには自助グループに安定してつながっていることが期待される．社会復帰を阻害したり再発につながったりする問題について，継続して支援していく．薬物使用の有無が話題になることは少なく，日常的な困りごとやストレス対処のサポートが主になる．

ハームリダクション臨床の実際のやり取り

1 ▶ 初診時の対応

　初診時の対応はきわめて重要である．「ようこそ外来」を基本として，治療が継続するように十分配慮することが重要である．情報を集めることに囚われすぎず，治療関係の構築に全力で取り組む．いかに患者の心を掴むかは，最大のポイントである．基本的には，患者を尊厳あるひとりの人間として敬意をもって対応することである．

　これは決して患者に対してお世辞を並べてお客様扱いすることではない．これまで，依存症という病気に罹患してここまで生き延びて受診に至ったことを評価するのである．心にもない歯の浮くようなお世辞を述べる必要はない．ここまで生き延びてきたこと，何とかしようと受診したことを評価するのである．決して，初対面で患者を批判してはいけない．あくまでポジティブに患者のありのままを受け止めることである．治療関係つまり信頼関係を築くための大切な時間であることを忘れてはならない．初診の短い時間にどこまで患者と関係を築き，治療に対するモチベーションを高めるかが重要な課題である．

　「ようこそ外来」の原則に則って外来初診時の診療について具体的に示す．これは特別な対応ではなく，「普通の」対応であると思っている．

　以下に示すのは，実際の診療の様子を模した架空の症例である．いくつか実際の事例を組み合わせている．診察場面は診察のすべてではないが，初診時の雰囲気を感じてもらえればと思う．

事例1　A氏　74歳　男性
　　　　　アルコール依存症

　呼び出した後，立って笑顔で迎え入れる．

こんにちは．
　　こんにちは．
成瀬と申します．よろしくお願いします．
　　Aです．
ようこそいらっしゃいました．
　　お願いします．
奥さんですか？
　　そうです．
奥さんと一緒でいいですか．別々がいいですか？

　　　一緒でいいですよ.

ではおかけください.

　　　はい.

奥さんですね. 成瀬です. よろしくお願いします.

　　　（妻）はい. よろしくお願いします.

今日はどのようなことで来られましたか？

　　　いやあ. こいつがうるさくてね. たいして問題がないのに, 病院へ行こ
　　　う行こうとうるさいんですよ. この前ちょっと飲みすぎただけなのに,
　　　大げさなんですよ.

そうですか. お酒についてですね. どんなことがあったのですか？

　　　この前, 近所で寄合があって飲んだ時に, いつもより飲みすぎちゃって,
　　　動けなくなったことがあって. それで息子が迎えにきたんですよ.

いつもより酔っぱらったのですね.

　　　そうなんです.

このようなことは初めてですか？

　　　何回かありましたけど. それほどでもないです.

転んでけがをしたことはないですか？

　　　大丈夫ですよ.

それ以外に何かお酒を飲んでの問題はありますか？

　　　ないですね.

それでは奥さんに伺ってもいいですか？

　　　いいですよ.

奥さんからみられてどんなことが心配ですか？

　　　（妻）心配だらけですよ. 飲みに行くと必ずと言っていいほど帰ってこ
　　　られないですし, 転んであちこちぶつけたり, この顔の傷も家で転んで
　　　作ったんです. この前なんか, おしっこ漏らしちゃって大変でした. 家
　　　で飲んでる時に文句を言うと大きい声を出して怒鳴るんですよ. ご近所
　　　に聞こえるくらいで恥ずかしくて. 糖尿病があるから, お医者さんから
　　　酒は控えるように言われているのに, ちっとも言うことを聞かないんで
　　　す.

Aさん，奥さんはずいぶん心配されているようですね．

　　　心配しすぎなんですよ．

でも，だんだんお酒の問題が目立ってきているのですかね？

　　　まあそうかもしれないね．

だいたい多い時でどのくらい飲んでいるんですか？

　　　そうだね．4合くらいかな．

4合ですか．ちょっと多いですね．少し減らすことはできそうですか？

　　　減らすのですか．そうだね…じゃあ2合にするか．それならいいでしょ．

2合ですか？　半分ですね．できそうですか？

　　　できると思うよ．最近ちょっと飲みすぎだからね．

増えたのは何か理由があるのですか？

　　　特にないけど…．こいつ（妻）がうるさいから．

そうなのですね．でも，よく来られましたね．

　　　ええ．こいつが言うから．

先ほど2合にすると言われましたが，何かいい方法はありますか？

　　　がまんするしかないね．

がまんですか．がまんの他に何かいい方法はないですかね？

　　　うーん．そうだなあ．先に飯を食っちゃおうか．

それはいい考えですね．確かに，ご飯食べたらあまり飲みたくならないですよね．

　　　まあね．

他にはどうですか．何かいい考えはないですか？

　　　うーん．あとは早く寝るくらいかなあ．

それもいい考えですね．

　　　そうかな．

それでは何時くらいに寝ましょうか？

　　　もう9時には寝るようにしよう．起きていてもやることがないし，酒を飲んでいるだけだからなあ．

他にもありますか？

　　　このくらいかな．

そうですか．それでは，早くにご飯を食べてしまうことと 9 時には寝るということで，お酒が減るといいですね．

　　そうだね．

何合にするのでしたか？

　　2 合だよ．

そうでしたね．では，2 合にできるように頑張ってくださいね．でも簡単なことではないと思いますので，うまくいかなくてもがっかりしないでくださいね．

　　わかったよ．やってみるよ．

ありがとうございます．

　　……

できそうですか？

　　ああ．できると思うよ．今日からやってみるよ．

難しい目標かもしれませんが，A さんがやってみようと言ってもらえたことが嬉しいですね．奥さんも見守ってあげてください．

　　（妻）わかりました．でもそんなことできるの？　怪しいわね．

できるかどうかは私もわかりませんが，A さんが酒を減らす気になってもらえて嬉しいですね．

　　（妻）そうですね．こんなこと初めてですから．

奥さんは次に来られるまでご主人のお酒についてあれこれ責めないでもらってもいいですか？　責められると飲みたくなる人が多いので．

　　（妻）いいですよ．私も小言を言いたくて言っているわけではないですから．

ありがとうございます．では，A さん次回もぜひいらして結果を教えてください．お待ちしていますね．

　　わかりましたよ．また来ますよ．（笑顔）

　しぶしぶ来院した患者に対して，ポジティブな発言をなるべく引き出し，そのことをできるだけ具体的に話してもらう．こちらから指示的に伝えても身につきにくい．自分で考えてもらい，それを言葉で表現してもらえばもら

うほど，そのことが実現する可能性が高いと言われている．動機づけ面接法の基本にある大切な原則である．患者に問いかけ，考えてもらい，そのことを言葉にしてもらい，こちらはそれを確認して励ます．筆者が，日常的に診療場面で行っている方法である．対決が起こることはなく，お互いが気持ちよくやり取りすることができる．

| 事例 2 | B 氏　45 歳　男性
覚せい剤依存症 |

呼び出した後，立って笑顔で迎え入れる．

挨拶と来院の経緯の確認をする

こんにちは．

　　こんにちは．

成瀬と申します．よろしくお願いします．

　　B です．

ようこそいらっしゃいました．

　　はい．

おひとりで来られましたか．どなたかご家族と来られていますか？

　　兄が来ていますけど．

お兄さんと一緒がいいですか．ひとりがいいですか？

　　別々でお願いします．

わかりました．それではおかけください．今日はどういうことで来られました？

　　クスリがやめられないのを兄が心配して…．自分ではやめられるとは思うんですけど．

覚せい剤ですね．

　　はい．

自分でやめようとされたのですか？

　　はい．何度か．でもなかなかやめられなくて．

そうですか．覚せい剤をやめたいのにやめられなくて来られたのですね．

　　ええ．

よく来られましたね．

　　はあ．

来られることは嫌ではなかったですか？

　　本当は来たかったわけではないのですが，家族がどうしてもというの
　　で…．今度こそは懲りたのでもうやらないです．これだけ迷惑かけて，
　　やるわけにはいきませんから．

お兄さんと来られたのですね．

　　ええ．ここは兄が調べてくれました．

初めにお伝えしておきますが，覚せい剤を使った時は正直に教えてくださ
い．覚せい剤使用は犯罪ですが，ここは病院です．やめようと思ってもやめ
られないのは，依存症という病気の症状です．あなたが覚せい剤を使ったか
らといって警察に通報したのでは，治療にはなりません．よい治療をするた
めに，覚せい剤を使ったら正直に話してください．そのことを警察に通報す
ることはありません．家族にも伝えたくないのでしたら秘密は守ります．安
心してください．

　　はい．わかりました．（表情が緩む）

ここは薬物をやめたいのにやめられない方がたくさん来ておられます．やめ
られないからといって通報したら，治療になりませんからね．それと，覚せ
い剤を使ったからといって責めることもありません．「先生，やっちゃいま
した」と言いながら診察室に入ってこられる人も珍しくないですよ．

ところで最後に使ったのはいつですか？

　　すみません．実は 3 日前なのです．

謝ることはありませんよ．よく正直に話してくれましたね．

　　……

今は勘ぐりや音に敏感とか幻聴などの症状はありませんか？

　　勘ぐりがちょっとありますが，幻聴は大丈夫です．

では今は切れ目ですね．よく来られましたね．大変だったでしょう．

　　ええ．兄が車で送ってくれたので何とか…．来るのやめようかと思った

んですけど….

今日，来てもらってよかったです．

はい．

覚せい剤の使用経過と中毒症状の確認をする

覚せい剤の初回使用はいつごろですか？

17 歳ころだと思います．

そのころは何をしていましたか？

高校辞めてふらふらしていたころです．周りに結構やっている連中がいました．

初めはあぶりですか．それとも注射ですか？

初めから注射でした．

きっかけは？

シャブをやっていた先輩にやってみろと言われて．打ってもらいました．

よかったですか？

そうですね．でもあんまり覚えていないですね．

すぐにはまりましたか？

初めは時々．月に 1〜2 回くらい．

いつごろからはまったのですか？

27 歳のころかな．だんだん回数も量も増えて．

お金はどうしていたのですか．かかったでしょう．

先輩が安く回してくれたのもあるのですが，30 歳ころからは自分でもシャブを扱うようになって．モノを試すうちに毎日のように使うようになりました．

売買もやっていたのですね．

はい．

量はどのくらい使っていましたか？

だいたい 3 日でコンマ 5（0.5g）ですね．それからだんだん増えて 1 回でコンマ 5 使う日もありました．

多いですね．それだけ使って勘ぐりや幻聴は出なかったですか？

ありましたね．寝ないで使っていたりすると，警察に取り囲まれている
のではないかとか．パトカーのサイレンの音とか．でも普段はないです
よ．自分は多分出にくい方だと思います．

それならよかったですが，どんな人でも使っているうちに症状が出るように
なって，使わなくても出るようになってしまいますから．気を付けてくださ
いね．

今は大丈夫ですか．音に敏感とか？（2度目の質問）

まだ3日前だから，幻聴がちょっとあるのかな．気にはなりませんけど，
ざわざわした感じがあります．勘ぐりもちょっとありますね．

どんな勘ぐりですか？

内偵入っているのではないかとか．監視されている感じがするんです．

確かにその心配はありますね．そんな状態でよく来てもらえました．不安
だったでしょう．

ええ．

そんな状況でも来てもらえたのですから，何とかいい結果につなげたいです
ね．

ありがとうございます．

覚せい剤をやめても後遺症で幻聴や被害妄想が取れなくてここに通っている
患者さんも少なくないですよ．これまで精神科にかかったことは？

初めてです．睡眠薬は知り合いからもらって飲んでいたことはあります
けど．

逮捕歴・服役歴を確認しておく

これまで逮捕や服役はありますか？

ありますね．

何回ありますか？

逮捕が4回かな．刑務所に行ったのが3回．

何歳で逮捕されたか，だいたいでいいので教えてもらえますか？

初めが21歳かな．その後が29歳，37歳，42歳．

最後は？

3 年前の 4 月に捕まって，先月出てきました．

どこの刑務所ですか？

　　府中です．

府中ですか．

　　ええ．

刑務所の中で反則はなかったですか？

　　2 回ほどありましたけど．独居（房）に入ったのは短期です．

服役は全部覚せい剤でしたか？

　　そうですね．窃盗と傷害も被っていますけど．

覚せい剤を使っていてですか？

　　そうですね．

素面で窃盗や傷害は？

　　ありましたけど捕まっていないですね．

覚せい剤をやっていると捕まるのですね．

　　そういうことになりますね．

使う時は 1 人ですか，2 人ですか？

　　どっちもありますね．女とやる時もありますけど．

セックスドラッグとしてですか？

　　ええ．今は離婚もしているし，女がいないから 1 人ですね．でもどっちかというと 1 人が多かったですね．

他の精神作用物質使用歴の確認をする

他の薬物は使ったことがありますか？

　　ないですね．

大麻，シンナーとか．

　　大麻は 2～3 回ありますけど，合わなかったですね．

シンナーは？

　　中学の時，仲間と．1 人ではやっていないです．その他の薬物はやっていないです．

覚せい剤一筋ですね．

そうですね.

酒はどうですか？

付き合い程度です．あんまり飲まないです．焼酎で 1～2 杯です.

飲めない方ですか？

好きじゃないです．頭が痛くなるので.

ストレスややけ酒代わりに覚せい剤ということも？

そうかもしれませんね．シャブがあれば酒はあんまり必要なかったですね.

覚せい剤から酒に移る人が多いので，飲まない方がいいですよ．覚せい剤より酒の方がやめることは難しいですから．無理して飲まないでください.

ええ.

性格傾向の確認をする

ところで B さんはどんな人ですか．性格，人柄を教えてください.

性格ですか．普通ですよ.

人からは何と言われますか？

人がいいとか．騙されやすいとか.

騙されてきたのですか？

そうですね．バカなんですよ．そんなことがあるから，最近は簡単に人を信じないようになりました．裏があるんじゃないかと.

元々は短気な方ですか，気が長い方ですか？

短気ではないですね．シャブを使うと短気になりますが．シャブを使うと強気になってけんかを吹っ掛けたりしましたね.

人付き合いはどんな感じですか？

人付き合いですか．あんまり人を信用できないですから，適当に距離を取っています.

気心の知れた友人は？

今は誰もいないですね.

人といるよりひとりでいる方がいい？

そうなってしまいました.

職歴と覚せい剤の影響を聞き取る

B さんは元々働き者ではないですか？

　　シャブにはまる前はそうでしたね．

どんな仕事をしていましたか？

　　何でもやりましたよ．運送，建築関係，飲食店，風俗店の店長とか．

店長もやっていたのですね．大変そうですね．

　　そうですね．雇われですけど．朝から店やっていたから，店に泊まり込むことも多かったですね．寝ないで働いたり…．

　　店の子たちの扱いも大変でしたね．自分はあんまりきつく言えないから，素面だと．それでシャブを使って…．

それでは覚せい剤が必要でしたね．

　　それもあったかもしれないですね．

実は覚せい剤で来られる人は，世間ではいい加減で遊んでいる人みたいに思われていますけど，ほとんどの人は働き者ですね．働き者なのにもっと働くために使っている？

　　自分もそうかもしれないです．

でも限界に来ると，覚せい剤を使っても働けなくなりませんでしたか？

　　そうでした．飯も食えなくなってげっそりやせてしまって．店に出られなくなって，自分で辞めました．いつガサが来るかも心配で．不安だからシャブやって．結局，店を辞めてすぐ捕まりました．

何歳のころですか？

　　37 かな．店は 2 年半ほど任されました．それから 3 年ほど刑務所に行って，出てきてすぐに捕まって．

一生懸命働いていたのにうまくいかなかった．

　　そうですね．

B さんは人に頼らずひとりで頑張るタイプですか？

　　そうです．人はあてになりませんから．他人に頼るくらいなら自分でやりますよ．

それで頼まれたら嫌とは言えないとか．

　　そうですね．頼まれるとやってあげますね．

だから人がいいと.

　　　そうなんですかね.

それで人の分までストレスをもらってきたのかもしれませんね.

　　　ああ.

家族歴を確認する

家族について聞かせてください. 兄弟は何人ありますか？

　　　兄が 1 人，妹が 1 人ですね.

今日来ておられるのは？

　　　兄は自営で工務店をやっています.

ご両親は健在ですか？

　　　父は亡くなっています. 肝硬変です. 自分が 30 歳のころ，すでに両親
　　　は離婚していましたけど. 別の女と住んでいたらしいですがよくわから
　　　ないです. 父はアル中でしたね.

酒ですか？

　　　ええ. 母はいつも殴られていました. それを止める兄といつも酷いけん
　　　かになって. 自分も小さいころは棒でよく殴られました. それで母の実
　　　家によく逃げていました.

それは大変だったですね.

　　　今でも父は許せないです.

身内の方で精神科にかかったことのある人はありますか？

　　　妹は安定剤をもらっていたと思います. 母も睡眠薬を飲んでいたことが
　　　あります. 自分も心配をかけましたから.

家族との関係はいかがですか？

　　　妹は結婚して子どももいますが，ほとんど口もきいてくれません. 母は
　　　兄のところに一緒に住んでいますが，自分の顔をみると小言ですね. 無
　　　理もないんですけど. 兄は自分を何とかしなければと思っていると思い
　　　ますが，今度が最後だと言っています. 今は兄のところで厄介になって
　　　います.

先ほど離婚と言われましたが，結婚は？

2 回しています．1 回目は 21 歳で．1 年で別れました．2 回目は 32 歳．2 人でシャブをやっていましたが，2 人一緒に捕まって 4 年で別れました．子どもは初めの妻に 1 人，2 番目とも 1 人います．誰にも会うことはないですね．

覚せい剤との接点について確認する

覚せい剤の入手先は？

　　バイ（売り）もやっていたので，簡単に手に入りました．入手先も手入れがあって今刑務所です．

薬物つながりの人は？

　　結構いました．でも連絡は取っていないです．

連絡が来たり，いきなり持ってこられたりすることは？

　　ないと思いますけど．

覚せい剤を止めたいと思うなら,まずは関係を断っていくことも必要ですね.難しいでしょうけれど．とても大切なことです．

　　今は実家ですから誰も来ないです．携帯は持たせてもらっていませんから，連絡は取れないです．

今は安全だとしてこの先どうするかですね.

　　ええ.

地元に薬物仲間が何人もいる？

　　そうなんです．今回も出所祝いだと言われて断れずに．

この問題も一緒に考えていきましょう．

患者の希望を聞き治療契約を結ぶ

さて，これから B さんはどうしたいですか？

　　シャブやめたいです．

その気持ちは本物ですね．

　　ええ.

これまでもやめようと思ったけど止められなかった.

　　ええ.

どうしてだと思いますか？

　　　考えが甘かったと思います．意志が弱いというか….

みなさんそう言われますが，実は病気だからなのです．

　　　……

やめようと思っても意志の力でやめられないのが依存症という病気です．

　　　自分は依存症ですか．

覚せい剤で刑務所に入っている人のほとんどは依存症なんですよ．

　　　……

実は，まずいと思ってもまた手を出してしまえば依存症．そのくらいの病気です．でも進行していくのでどんどんやめられなくなっていきます．どんなに意志の強い人でもやめられない．脳が覚せい剤の快感を覚えてしまったからです．ストレスを感じたり，もやもやしたり，頭に来たり，だるかったりするだけで，脳から「覚せい剤を使え」という命令が出るようになります．使うと快感を得られたり楽になったりします．しかし，覚せい剤が切れると前よりも悪い状態になります．そしてやめられなくなっていきます．それに気持ちで太刀打ちしようと思っても勝負になりません．これが依存症です．脳が変化してしまっているのです．

　　　自分はシャブをやめられますか？

やめられるようになります．ただし，長年使ってこられたので，簡単ではないかもしれません．でも治療を続けているとやめられるようになる人は少なくないですよ．治療を続けてみませんか？

　　　お願いします．入院するんですか．

通院から始めます．連続になって止まらない場合や勘ぐりや幻聴がひどい場合は入院を勧めます．そんな状態だとまたすぐに捕まってしまいます．逮捕されて刑務所に行ってやめられるならどんどん捕まればいいと思いますが，刑務所に行ってもやめられませんよね．Bさんもそうでしたね．

　　　その通りです．

依存症は病気です．刑務所は反省して再犯しないように懲らしめるところです．病気の人を懲らしめてもよくはならないでしょう．むしろ悪化しますよね．もう刑務所に行かないためにも治療に通ってください．

よろしくお願いします.

薬物使用によるデメリットの確認と依存症についての説明をする

ところで，覚せい剤を使うことでどんな問題がありましたか？

刑務所ですね．あとは働けなくなること．やる気がなくなること．勘ぐりとか…．金もなくなりますし．

他にもありますか？

使わない友人は離れていきましたね．家族もばらばらになったし，何をやってもうまくいかない．誰も信じられないし…．

でも今日は初対面ですが，いろいろと正直に話してくれましたね.

こんなこと誰にも話したことはなかったです.

話してもらえてよかったです．ありがとうございます.

いえいえ.

ところで，クスリに依存した場合の目にみえない一番の問題は，ストレスにどんどん弱くなり，当たり前にできていたことができなくなることなんです.

言われると確かにその通りですね.

今，ストレスに弱くなっていて無理はできないことを理解してください．何もできなくなっているのは依存症の後遺症です.

後遺症ですか.

誰でもそうなっていきます.

それでなおさらシャブが手放せなくなる.

その通りですね.

なるほど.

シャブも初めはすごく効くけれど，だんだん効果が落ちて量と回数が増えますね．たくさん使っても効かなくなる．それだけではなくて，変な症状ばかり出るようになる．それでもやめるともっとつらいのでやめられない．そんなことは感じませんでしたか？

その通りです．今は使ってもちっともよくないです.

やめられないのは楽しいからではなくてしんどいから？

そうなんです.

使うも地獄，やめるも地獄．

　　その通りですね．

使っていていいことばかりなら使っていてもいいでしょう．でもそうはいかないところが問題ですね．Bさんもこのままでは苦しいから来られたのではないですか？

　　ええ．

今日，来てもらえてよかったです．たいへんでしょうけれど，ぜひ通ってください．よろしくお願いします．

　　はい．通います．

今，さし当たって困っていることはありますか．眠れないとかイライラするとか，落ち込んでいるとか，勘ぐりで不安だとか…．

　　大丈夫ですね．

それでは素面で頑張ってみましょう．今後つらい症状が出たら遠慮なく言ってください．薬が必要なこともあると思います．ただ，安定剤や睡眠剤にも依存性があるので，そのあたりは注意していきますね．

　　やめられるようになるクスリはあるんですか？

残念ながら覚せい剤の欲求を抑える薬はありません．ただ，欲求につながるイライラや落ち込み，不安などをやわらげる薬はあります．幻聴や酷い勘ぐりを抑える薬もありますから，相談してください．

　　ありがとうございます．でも，今はまだ大丈夫そうです．

同伴している家族に対して

それでは，これからお兄さんに入ってもらおうと思いますが，今話してもらったことで伝えてほしくないことはありますか？

　　特にないですけど…．バイ（売り）をやっていたことは知らないので…．

　　それと3日前にやったことは話していないので．すみません．

では言わないでおきますね．他にありますか？

　　大丈夫です．

ではお兄さんに入ってもらいましょう．

事例 3 | C 氏　27 歳　女性
処方薬依存症

呼び出した後，立って笑顔で迎え入れる．

挨拶と問題点（困っていること）を確認する

こんにちは．

こんにちは．

成瀬といいます．よろしくお願いします．

あっ．C です．

ようこそいらっしゃいました．

あっ．はい．

おひとりで来られましたか．どなたかと来られていますか？

母と来ています．

別々がいいですか．お母さんと一緒がいいですか？

どちらでもいいですけど…．じゃあ，別々でお願いします．

わかりました．それではおかけください．

はい．

今日は，どのようなことで来られましたか？

眠れなくて…．それで睡眠薬が増えてしまって．

眠れなくて睡眠薬が増えているのですね．

はい．そうです．

それで，どうなりたくて来られましたか？

さすがに，このままではまずいと思いまして．薬を集めるのも大変です
し．かといってやめるわけにもいかなくて…．

一番困っているのはどういうことですか？

薬を集めるのが大変なんです．

今はどのようなクスリをどのくらい飲んでいるのですか？

えっと，マイスリーを 1 回 30 錠くらい，それを 2～3 回くらいかな．

1 日に？

はい．1 日にです．

60〜90 錠になりますね．確かに多いですね．

えぇ．初めはそんなに飲んでいなかったのですけど，だんだん増えてしまって．今日はマイスリー出してもらえるのですか？

もう少しお話を聴かせてください．

すみません．

現症と依存形成の経過を傾聴する

それだけ飲んでいて大丈夫ですか？　起きていられるのですか？

えぇ．まあ．

倒れたり他に問題になったりすることは？

ふらつくことはありますけど…．それほどは…．

今日も飲んできましたか？

すみません．昨日眠れなくて，朝 30 錠と，さっき待っている間に 10 錠だけ飲みました．

今は眠くはありませんか？

大丈夫です．

記憶がとぶこともあるのではないですか？

あります，あります．それで仕事でミスしてしまうこともあります．

仕事をしているのですね．

はい．バイトですけどカフェで働いています．

週にどのくらい？

週 5 日です．シフトで入っています．

マイスリーだとそのくらい飲んでいても働けるのですね．

そうですね．

だからあまり困っていないと．

そうですね．逆にマイスリーがないと働けないと思います．

マイスリーを飲むとどんないいことがあるのですか？

そうですね．動けるようになります．仕事をしていないと母がうるさいので働かないといけないんです．でも，薬を飲んでいないと，何か不安

でやる気が出ないから．人が怖くなることもあります．でも，マイスリーを飲むと元気が出て大丈夫になるのです．

それでは簡単に手放せないですね．万能薬みたいなもの？

そうです．

初めのきっかけはどういうことでしたか？

高校生のころ，友達との人間関係に悩んで眠れなくなった時に，お母さんの持っていたマイスリーをもらって半錠飲んでみたらぐっすり眠れて．次の日，すっきりした感じがあったんです．これはいいな，と思って時々もらうようになりました．

自分で処方薬を出してもらうようになったのはいつからですか？

うーん．22歳ころだと思います．初めは1日1錠で十分だったんですよ．

いつごろから増えましたか？

大学を卒業して就職したのですが，嫌な上司がいて陰険なんです．事務職なんですが上司は言うこともころころ変わるし，初めはがまんして言う通りに頑張っていたけど，半年ほどしてだんだん眠れなくなって，マイスリーが2錠，3錠と増えていきましたね．上司にきつく言われた時は職場で飲むこともありました．

マイスリーを飲んで頑張っていた．

そうですね．

飲まないとやっていられなかった．

そうなんです．

それからは？

結局，1年でその会社を辞めました．すぐに派遣で別の会社で働くことになりました．でも給料が少ないので，夜はカフェバーでも働きました．人間関係はよかったんですが，仕事が大変で，疲れていきたくない時もあって．でもマイスリーを飲むと頑張れるんです．派遣の仕事は途中で変わったりしましたが，3年くらいはそんな生活でしたね．

そのころはどのくらい飲んでいたの？

初めは5～10錠くらいかな．休みの日は寝るために飲んでいました．

それからもだんだんと増えていって，3年たった去年には，今と同じくらい飲むようになっていました．

60~90 錠？

そんなに飲まない時もありますけど，そうですね．

薬が切れると具合が悪くなりませんか？

ありますね．気持ちが悪くなったり，冷や汗が出たり．だから怖くて手元にマイスリーがないと不安なのです．

それだけのマイスリーを手に入れるのは大変でしょう？

大変です．時間もないしお金もかかるし．今は仕事の合間に医療機関を3~4カ所回って，薬をもらっています．連休があると大変です．仕事がない日は，5~6カ所行くこともあります．

全部で何カ所の医療機関に行ったことがありますか？

前に数えたら 40 カ所くらいでした．

40 カ所は大変ですね．

大変なのわかってもらえますか．でもなくなるのが怖いんです．

マイスリー以外の薬は飲まないのですか？

ハルシオンも飲んでいます．

ハルシオンはどのくらい？

マイスリーが足りなくなる時に 5~10 錠くらいです．ただ，ハルシオンだと意識がなくなって倒れていたりするので，あまり飲みたくはありません．

他には？

それだけです．時々，マイスリーやハルシオン以外の薬を出されますが，飲まないです．捨ててしまうこともあります．

これまで薬をやめようとしたことはありますか？

初めのうちはまずいなと思いましたけれど，やめようとしたことはないです．やめられないと思っていますし，実はあまりやめたいとも思っていないです．

わかりました．でもよく来られましたね．

母がうるさいので．

お母さんは何を心配しておられますか？

> 薬をたくさん飲んでいて，薬代もばかになりませんし．異常だと思って
> いますね．こんなにたくさん飲んでいることは知らないと思いますけ
> ど．この前，家でハルシオン飲んでもうろうとして変なことを言ってい
> たみたいなので．あと，意識がなくなって救急車で 2 回くらい運ばれ
> たことがあるから．

いつ頃のことですか？

> この 3 カ月くらいかな．

だんだんと問題が出るようになってきたのかな？

> そういえばそうですね．

問題点・苦悩に耳を傾ける

今日来られることは嫌ではなかったのですか？

> 実はあんまり来たくなかった…．私，依存症なんですか？　入院させら
> れるんですか？　嫌なんです．（涙）

実はつらかったのですね．元気そうにしていても本当はつらかった？

> はい．

**マイスリー飲んでひとりで頑張ってきたけど苦しくなってきたのではないで
すか？**

> はい．でも頑張らないといけないんです．働かないといけないんです．

あなたは人に頼らずに頑張るタイプなのかな？

> そうだと思います．

弱音は吐かない．

> はい．

ずっとそうやって頑張ってきたのですか？

> はい．

それが苦しくなって，それを助けてくれたのがマイスリー？

> そうです．マイスリーだけが味方なんです．

そうだとしたら簡単に手放せるわけはありませんね．

> はい．わかってもらえますか？

よく話してくれましたね．ありがとうございます．

　ありがとうございます．（涙）

患者の苦痛に共感する

あなたは何がつらかったんだろう？

　頑張っても頑張っても母は私を認めてくれないんです．お姉ちゃんには心配して何かと面倒をみに行くのに…．姉は結婚して，子どもが生まれたんですけど．私には「あなたは大丈夫だから自分で何とかできるでしょ」って．

つらいと言ってみたことはあるのですか？

　前に一度言ったことがあるんですけど，「ママもつらいのよ．これ以上面倒はもってこないで」って聴いてもらえなかった．

ママがつらかったのは？

　両親は離婚しているんです．私が小学校のころ，父は仕事とお酒のことしか頭になくて，家に帰るといつもお酒を飲んでいて，母に当たるんです．暴力もあって，姉と3人で何回も母の実家に逃げたことがあります．でも，母の実家でも世間体があってかよくは思われなくて，早く帰れと追い出されて…．母も苦労したと思いますが，私たちも子どもながらに不安だった．父にビンタされたり，首を絞められりしたこともありました．特に姉が母を庇ったので，暴力を受けることが多かったと思います．私はそれでも父の機嫌のいい時には遊んでもらったりしていたので，母は私より姉がかわいいんだと思います．私，父に似ているのかもしれません．顔も性格も．母によく言われました．母は私を嫌っていると思います．

そんなことがあったのですね．

　（涙）

人に相談することは苦手なのですよね？

　はい．こんなこと誰にも話したことはありません．

よく話してくれましたね．ありがとう．

　（涙）

あなたがマイスリーを必要としたのは，人に相談したり人に癒やされたりすることができなかったからかもしれませんね.

　　そう思います.

今，話をしてもらいましたけれど，どんな気持ちですか？

　　こんなこと，話すのは怖かったけれど，話したらなんか少し楽になりました．こんなこと初めてです.

あなたに必要だったことは，こんなことなのかもしれませんね.

　　（うなずく）

6 項目を提示して共感を得る

薬やお酒をやめられなくなる人には共通した特徴があると思っているのですが，ゆっくり言いますので聴いていてくださいね.

　　はい.

能力のあるなしに関係なく，自己評価が低く自分に自信をもてない.

　　（うなずく）

人を信じられない.

　　（うなずく）

だから，本音を言えない.

人に見捨てられる不安・嫌われる不安が強い.

　　（うつ向いて涙ぐむ）

孤独で寂しい．人といても何か壁を感じて打ち解けられない.

　　……

こんな自分どうなってもいい．自分を大切にできない.

　　……（涙）

この 6 つですが，あなたはどうですか？

　　6 つ全部当てはまります．どうしてわかるんですか？

これまでもそんな人が多かったからです.

　　こんなこと，これまで誰にもわかってもらったことがありません．むしろ隠してきました.

こんな思いをもって生きていくことは大変そうですね.

　　はい．

死にたいと思ったことはなかったですか？

　　あります．いつも死にたいです．でも死んだら母が悲しむから….

お母さんのことを大切に思っているのですね．

　　（うなずく）

よくここまで頑張ってきましたね．

　　（涙）

これまであなたにマイスリーが必要だった．でもそれが段々効かなくなって
きた．だから不安で苦しくなってきているのかな？

　　そうだと思います．私，どうすればいいのでしょうか．

あなたが本当に望んでいることは，人に受け入れられること，それもお母さ
んに手放しで受け入れられることなのかなあと思うのですが．

　　そうです．そうだと思います．

でもそれがなぜかうまくいかない．

　　ダメなんです．

そのことが一番の問題なのかもしれません．そのことを一緒に考えていきま
せんか．お母さんと気持ちがつながって人に癒やされなければ，薬を手放す
ことはできないでしょう．だから，今のあなたには薬は必要です．薬の数は，
あなたの辛さのバロメーターとも言えるのでしょうね．

　　お願いします．私頑張ります．

それ以上，頑張らなくていいですよ．頑張るためにマイスリーが必要になる
からね．

　　（笑）頑張らなくていいのですか．でも難しいな．頑張っていないと不
　　安で．

あなたは頑張り屋だけど不器用なんでしょうね．

　　はい．

治療契約を結ぶ

ここに通ってもらえますか？

　　通います．

マイスリーをもらいに？

　　違います．（笑）

今は必要なのでしょうから，処方してもいいですよ．

　　ええ？　いいんですか？

どうせ他の医療機関に行かないとだめでしょう？

　　はい．でも減らしたいです．減らします．

急に頑張っても続かないから，無理はしなくていいですよ．ゆっくりやっていきましょう．ただ，ハルシオンはなるべく使わないことから考えていった方がいいかな？　救急搬送とか問題が起こるでしょう？

　　ハルシオンは飲まないようにします．

そうできるといいけれど．次に報告してください．

　　はい．報告します．

それでは，今後ここに通ってもらって，正直な気持ちを安心して話せることを練習しましょう．人に癒やされないと薬は手放せないですよ．人から安心感とか安全感をもらえると薬を飲んで気分を変える必要はなくなります．それを外来で続けていくということでいいですか？

　　はい．お願いします．本当は，マイスリーだけもらって早く帰りたかっ
　　たんですよ．でも来てよかったです．ありがとうございました．

お疲れさまでした．また来てくださいね．

　　（握手する）

2 ▶ 再診時の対応

　初診時にある程度治療関係ができていれば，2回目以降はそれほど時間をかけなくても必要な診療は可能である．初診時に聴取できなかった情報を会話の流れの中で聞き取ることもある．事務的な診察になることなく，正直な思いを安心して話してもらえる信頼関係を築いていく関わりを重視している．

　飲酒や薬物使用があっても慌てることなく，患者の害を気遣い，害の低減のための対応策を共に考えていく．速やかに結果が出なくても，治療が継続することに十分配慮し，大きなダメージにつながらないように支援していく．

事例 4　D氏　36歳　男性
　　　　覚せい剤依存症

5カ月ぶりに覚せい剤を再使用した患者の対応

こんにちは.

　　　どうも.

調子はいかがですか？

　　　ダメですね．また（覚せい剤を）やっちゃいました．どうしようもない
　　　ですよ．情けないです.

そんなにショックなのですね.

　　　ショックです．今度こそやめられると思っていたのでがっかりです.

今回は何かきっかけがありました？

　　　急に休みが入っちゃって．給料入ったばっかりで，金持っていて.

給料日と臨時の休み.

　　　そうなんです．そこで友達から飲みに誘われて….飲んでいたら無性に
　　　やりたくなってしまって．次の日，仕事も休みだしと思っちゃったんで
　　　す．それ考えていたら，居てもたってもいられなくて….すみません.

いやいや，謝ることではないですよ．病気の症状が出たということですから.

　　　そうですね.

それはいつのことですか？

　　　先週の土曜です.

その後は？

　　　日曜も使ってしまって….2日間です.

量は多かったですか？

　　　よくわからないですけど，そんなに多くなかったかな.

勘ぐりや音に敏感などの症状は出ました？

　　　それは大丈夫です.

今日はクスリの切れ目？

　　　そうですね．来るのはきつかったです.

よく来られましたね.

　　　ええ．来ないとまずいと思って．スリップしちゃったから．

それまで，どのくらい止まっていましたっけ？

　　　5 カ月ちょっと．

そうか．残念でしたね．まだ欲求はありますか？

　　　今は大丈夫ですけど…．

寝た子を起こしちゃった感じですか？

　　　ええ，まあ．情けないです．

あんまり自分を責めるとつらくなってまたやりたくなるって言いますよ．

　　　そうなんですか．

悔やまないで次に同じことにならないようにできればいいですね．

　　　ええ．

使ってどうでしたか？　よかったですか？

　　　効いたのはほんの短い間で，モノが悪かったのかな．よくないのは．

繰り返し使っているうちに，だんだん効かなくなってくることはよくあります よ．身体がクスリに慣れてくるんですね．だからクスリの量を増やさなく てはならなくなるんです．今回のことで何か学んだことはありますか？　次 に生かせるような．

　　　そうですね．やっぱり給料日は危ないですね．それと酒ですね．先生に 気を付けるように言われていた通りになってしまいました．それと次の 日は仕事休みなのもあって…．そのあたりに気をつけないと．頭ではわ かっているんですけどね．

使う前に誰かに SOS 出せるといいのですが．

　　　そうなんですよね．ダメでしたね．

月曜は仕事に行けたのですか？

　　　それは何とか穴をあけていないです．でも変な汗が出たりして調子悪 かったですね．

この後，尾を引かないようにしてください．

　　　また，気持ちを切り替えて，1 日 1 日こつこつとやっていきます．

そうですね．帰りは気を付けて．捕まらないようにね．

　　　はい．気をつけます．ありがとうございました．（笑顔）

　しばらく止まっていた患者が再使用した場合，がっかりして自分を責めてしまい，再使用が止まらなくなったり，悪い方向に走ってしまったりすることが多い．そのため，事実を冷静に受け止め，引きずらないように配慮することが大切である．深刻にならず，再使用を教訓に次へと生かせるような方向に支援する．

　完璧主義の患者が驚くほど多いことから，長く止まっていても1回の再使用から自暴自棄になる場合もある．その際，症状が悪化したり希死念慮が高まったり逮捕されたりするリスクが高くなる．再度前向きに取り組めることが課題となる．

　覚せい剤を再使用した患者に「捕まらないようにね」と伝えることがしばしばある．患者の立場になっての声かけであり，患者との気持ちの距離を縮められると感じている．患者に寄り添うことが大切なのであり，犯罪行為を隠蔽するつもりからではない．再使用したことでやけになって事故になることもある．これまでの努力を一瞬にして水の泡にしてしまう例も多い．そのような患者の気持ちに注意を促す思いからである．

　それでも多くのやめられない患者を診ていることから，逮捕されることも稀ではない．服役が決定的な患者には，出所したらすぐに連絡するようにと伝えている．彼らには出所時に受け入れられる安全な場所が必要だからである．

| 事例 5 | E氏　33歳　男性
覚せい剤依存症 |

連日覚せい剤の使用が止まらない患者の対応

いかがですか？

　　止まらないです．

毎日？

　　そうです．

仕事は？

　　行っていますけど，きついですね．

使わないと仕事に行けない？

　　そうですね．覚せい剤なしでは仕事できないです．

給料は覚せい剤に消えてしまう．

　　そうなんです．バカみたいですね．わかっているんだけど．どうしよう
　　もないですね．

それでも通ってくれているのは，何とかしたいと思っているからでしょう？

　　そうなんですけど，1日もやめられていないです．

幻聴や勘ぐりは？

　　勘ぐりはありますね．幻聴はないけど，敏感にはなっていますね．まず
　　いですよ．

そのほかに困っていることはありますか？

　　今のところ大丈夫です．金は苦しいですけど．（笑）

どうすればいいと思いますか？

　　覚せい剤やめればいいんでしょうけど．仕事できなくなるし．社長もわ
　　かっていると思うんですよね．何も言わないけど．

入院して抜くとかは？

　　無理ですよ．入院していられないと思う．仕事も行かないといけないし．
　　1日も抜けないんだから，入院も続かないと思いますね．

このままだと確かに先がみえませんね．

　　そうなんです．何とか考えてみますよ．

解決の糸口を探していきましょう．

　　そうですね．また来ていいですか．

もちろんです．また来てくださいね．お疲れさまでした．

　　お疲れさまでした．

　連続使用が続きながら通院を続けている患者もある．仕事に対するこだわ
りが強く，仕事を最優先する場合も多い．働くために薬物を使い続けること
は，まさにドーピングである．

　治療者は，何とか患者や状況を「変えたい」という思いも強くなるが，無
理に変えようとすると治療から脱落するであろう．通院できていることは患

者の変わりたい意思と捉えて，行動を起こすまで寄り添うことを選択している．治療関係は比較的良好で，概ね正直な思いを話せている．

　この状況が破綻することのないように支えるということは，ハームリダクションの考えに基づくものである．状況が変化した際は，それに沿った提案をしていくことになろう．

ハームリダクション臨床事例の治療経過 ～治療困難例の対応から～ [28)]

事例 6	F 氏　53 歳　男性 処方薬・覚せい剤依存症，覚せい剤中毒後遺症

初診時主訴　不眠，イライラがひどい

家族歴　父が覚せい剤などで複数回服役，姉がうつ病で治療歴あり（不詳）

既往歴　C 型肝炎

生育・生活歴　同胞 3 人で姉と妹 2 人，両親は他界しており，姉妹とは長年音信不通．3 度の結婚歴があり，現在の妻は統合失調症の診断で他の医療機関に通院中．中学卒業後から暴力団事務所に出入りし，34 歳で暴力団をやめてから運転手，飲食店勤務などをしていたが，現在は生活保護受給中．

現病歴　幼少時より父の暴言暴力があり，母や姉が暴力被害にあっていたが，患者は可愛がられたという．13 歳よりシンナー，17 歳より覚せい剤を乱用．他にもコカイン，ヘロインなどの乱用歴がある．27 歳より覚せい剤を常用．30 歳より幻覚妄想が活発となり，不定期に精神科クリニックを受診するようになった．31 歳，35 歳，39 歳，44 歳時に覚せい剤取締法違反，傷害などで服役している．

　47 歳で出所後，覚せい剤の乱用は目立たなくなったが，イライラと不眠を主訴に精神科クリニックを受診．まもなく大学病院の精神科を紹介された．処方された睡眠薬の過量服薬・日中の乱用などが繰り返しみられ，昼夜逆転や慢性的なもうろう状態が目立つようになった．

　3 カ月の大学病院通院の後，自宅近くの精神科病院へ紹介された．転医後も，処方薬の乱用はエスカレートする一方で，易怒的・暴力的で記憶の欠損

もしばしばみられた．外来受診時に些細なことから怒声を上げたり，自分の欲しい薬の増量を強く求めたりした．自分で選んだ薬を飲みたい時に好きなだけ服用することを繰り返した．

　49 歳時，通院していた医療機関で頻回にトラブルを起こすことから，当センターを紹介され外来通院を開始した．

　【前医で出されていた処方内容】

①ベゲタミン A	4 錠	
ラボナ（50mg）	2 錠	
ハルシオン（0.25mg）	3 錠	
サイレース（2mg）	2 錠	
ベンザリン（10mg）	3 錠	
レンドルミン（0.25mg）	3 錠	
ドラール（15mg）	2 錠	
アモバン（7.5mg）	2 錠	
ヒルナミン（25mg）	4 錠	
コントミン（100mg）	2 錠	以上，就寝前に服用
②デパケン R（200mg）	3 錠	
リスパダール（2mg）	3 錠	
バルネチール（200mg）	6 錠	
デパス（1mg）	3 錠	以上，各食後に服用

　③その他，頓用薬多数

1 ▶ この事例の問題点

- ・患者に強い睡眠薬の欲求がある
- ・大量の睡眠薬の処方と乱用が続いている
- ・機会的な覚せい剤の乱用がある
- ・覚せい剤の後遺症として被害関係念慮・幻聴が続いている
- ・患者は易怒的で頻回なトラブルを起こす
- ・患者は医療機関に対して強い不信感をもっている

2 ▶ 初期対応

　初診時の対応はきわめて重要である．一般的に，患者は受診に抵抗があったり，強い不安や敵意をもっていたりすることもある．受診前に家族や周囲の人たちから叱責を受けたり，他の医療機関で門前払いされたりしていることも多い．治療者は，「ようこそ」という態度で迎えることが治療をしやすくする．

　この事例のような薬物依存症患者に対して，治療者は初めから構えて陰性感情・忌避感情をもって臨むことが多い．患者以上に感情的になって，あからさまに対決姿勢を前面に出すこともある．その時点で，すでに治療の遂行は困難となる．なぜなら，患者は治療者の陰性感情を敏感に察知するからである．

　また，治療関係ができてもいないのに，治療者の考えを押し付けてはいけない．「患者がどのような思いで受診したのか」，「何を問題と感じているのか」，「どうしたいのか」などを，先入観をもたずに聴く姿勢こそが重要である．

　覚せい剤患者の特徴の一つとして猜疑心をもちやすい傾向が挙げられる．この事例の場合，覚せい剤依存症が元にあることから猜疑心（被害関係念慮）の扱いを知っておくことは大切である．このような患者に対して，治療者はなおさら陰性感情をもたず敬意をもって誠実に関わることが重要である．さらに筆者は，「勘ぐり」と「音に敏感」であることは，覚せい剤使用の典型的な症状であること，悪化すると妄想や幻聴になることを説明し，自ら進んで話してもらえる関係作りを心がけている．覚せい剤使用については通報しないことを保証する．患者に正直に話してもらえる治療関係を築いていくことが最優先であり，重要であることに留意する．

　精神症状に対しては適切な薬物療法を行い，症状の軽快をみると信頼関係はさらに深まる．覚せい剤使用や怠薬により幻覚妄想状態に発展させないこと，粗暴な行為に及ばないことなどに注意を促す．通院途中や待合室などでトラブルを起こす患者に対しては，人の少ない時間帯に予約を設定するなどの配慮をする．薬物依存症患者特有のせっかちで待てない傾向，白黒思考，自尊感情の低さ，自己効力感の低さなどの理解が必要である．

高圧的で相手を支配しようとする患者ほど，人間不信が強い．そして，周囲から避けられている患者ほど支援が必要である．患者は孤独と不安で困惑しており，安心して信じられる対象を求めていることが多い．治療の成否は，治療者の患者に向き合う姿勢と治療関係の良し悪しに負うところが大きいことに留意する．

3 ▶ 治療経過

外来では，まず治療関係の構築を心がけた．初めから患者に対して陰性感情・忌避感情をもたずに，これまで医療機関とうまくいかなかった理由などについて，率直に尋ね話してもらった．そして，患者自身が何に困っていて，どうしたいのかに焦点を当てた治療目標を立てることにした．

患者は，覚せい剤の使用欲求が高まると睡眠薬の大量服用によって寝てしのいでいたこと，自分でもイライラしやすい状態を何とかしたいこと，妻が病気で家事をできないこと，これまでの医療機関ではまともに相手にされなかったので腹が立ったこと，できることなら処方薬を減らしたいという思いはあること，睡眠薬を飲まない時も日によってはあること，などを語った．

初診時に，外来通院を続けてほしいことを伝え，その後予定通りに通院できると，そのことを言葉で評価し，患者の意向に沿った具体的目標を共有することにした．このように，治療関係作りと乱用を止めるための動機づけを行いつつ，服用せず大量に残っているという処方薬については，処方を中止し，回収に協力してもらえるように提案した．提案に対して，にわかに応じてはくれなかったが，2 カ月後の外来時に前医の処方薬を持参して処分を求めてきた．そのことを筆者は率直に賞賛して嬉しい旨を伝えた．

一方，処方薬の整理を決して急ぐことなくゆっくりと進めたが，不眠やイライラの訴えは続き，特に不眠に対する不安が強く 1 錠を減らすことにも強い抵抗を示した．時に「勘ぐり」や幻聴の訴えが強くなった．被害関係念慮から通院途中の電車や病院の待合室などでトラブルを起こすことも時々みられた．元来，気が短くて切れやすい面も認めたが，これまでのトラブルは，自尊感情を傷つけられたことや，被害関係念慮に基づいていたことも明らかとなった．また，不眠に対する強い不安感をもっており，眠れないと焦燥感

が高まり，感情のコントロールがつかなくなることもあった．いったん処方薬を減量できても，何らかのストレスが加わると服薬による対処しか持ち合わせていないため，執拗に薬の増量を求めることが繰り返された．残薬が十分にないと不安が高じることも語られた．

こうして，過量服薬をやめるように強要したり，責めたりすることなく症状として対応していると，「患者が抱えていて誰にも話せなかったこと」を外来で少しずつ話してもらえるようになった．話してもらえたこと，よい変化にはその都度評価して言葉で伝えた．過量服薬に伴う失敗に対しても，決して責めることなく患者を気遣い，懸念を伝え，対処法について一緒に検討した．

このような対応を続けて半年が過ぎると，患者は自ら処方薬を減量したいという希望を述べるようになった．初診から 10 カ月たって処方薬の減量を動機づけされ，外来通院のたびに大量に服用していた睡眠薬の減量が具体的に進んだ．決して急ぐことなく，しかし確実に減量していった．いったん動機づけされると，減量が苦痛ではなく乗り越えるべき課題となり，診察場面でのやり取りが楽しいものとなった．この思いは患者も共有できていると感じられた．減量の際には，患者の意向を取り入れるべく意見を求めた．こうして，睡眠薬や覚せい剤の乱用は止まり，情動面が安定し，被害関係念慮や幻聴も目立たなくなってきた．

時に，自分の思うようにいかないと声を荒らげたり，薬の増量を求めたりすることもあったが，介入により短時間で落ち着けるようになった．また，来院時の笑顔も明らかに多くみられるようになり，顔見知りの多職種のスタッフとも談笑できるようになった．

当センター初診時から 4 年が経過した．現段階では処方薬を減らすことが重要な目的ではなく，処方薬に過度に頼らずとも情動面や行動面での問題や苦痛が軽減することが主となっている．この目的に向けて，患者・治療者が良好な関係を維持して取り組むことから，お互いの信頼関係が深められていると筆者は感じている．他のスタッフも患者の変化に対して好意的に受け止め，適切に対応できるようになっているため，主治医不在時は，他のスタッフの対応で落ち着くことができている．

　現時点での処方内容を下に示す．まだ，処方通りに飲めているわけではないものの，過量服薬の問題は重要な問題ではなくなっている．今後も，時間をかけて治療を続けていくことが大切である．ここでもハームリダクションの考え方が有効であると感じている．

【治療 4 年経過時の処方内容】

①サイレース（2mg）　　　　2 錠

　ベンザリン（10mg）　　　　1 錠

　ロドピン（50mg）　　　　　1 錠

　リスパダール（2mg）　　　1 錠　　　以上，就寝前に服用

②ロドピン（50mg）　　　　 2 錠

　デパケン R（200mg）　　 4 錠　　　以上，朝・夕食後に服用

※焦燥感が持続して高まっている時は，上記処方に加えて，持効性注射薬であるフルデカシン（25mg）2～3V の筋注を状況に応じて使用している．

4 ▶ 考察

　処方薬依存症患者の特徴としては，すべて薬で解決しようとする傾向があり，1 錠減らすことにも強い抵抗を示す．自分の気に入った薬を飲みたい時に飲みたいだけ服用したり，「まとめ飲み」するために溜め込んでいたりすることも多く，過量服用によるもうろう状態で転倒や外傷を負いやすい．酒乱ならぬ「薬乱」状態で問題を起こす．過量服用により救急搬送を繰り返すこともある．

　この事例のように，覚せい剤などの違法薬物からの移行例もしばしば経験する．リスクの高い患者として，アルコールや他の薬物依存症患者，境界性パーソナリティ障害など情動不安定で衝動性が高く，自傷・自殺企図，暴力行為，逸脱行為などの既往がある患者，ストレス耐性が低く，すぐに効果を期待する患者，頭痛薬や感冒薬などの市販薬に依存傾向がある患者，用法・用量を守れない患者などがあげられる．

　患者が依存性薬物を求めてきた場合の初期対応として，まず，患者の症状・訴えを傾聴することである．そして，症状や問題点と来院目的を評価するこ

とが優先される．「不眠の訴えがあればすぐに睡眠薬の処方」という対応は，診療時間の制限があっても避けたい．処方薬依存を作らないためには，初期対応が重要である．

　明らかに依存性薬物の入手目的のみに受診した場合は，「依存性の問題から，当院では出せません」とはっきり丁寧に断る．それでも，執拗に処方を求める患者や，声を荒らげる患者もいる．その際は，あれこれ理由を並べたり，動揺したりせずに，毅然と対応することである．こちらの迷いや躊躇が伝わると，要求はより執拗になる．感情的に対決姿勢になることは避け，一貫して「患者のための治療的判断」であることを強調することが大切である．乱用・依存問題の認識が乏しい患者に正しい知識を提供し，可能な範囲で誤った認識に気づけるように働きかけることが望ましい．

　予防的には，処方薬問題にきちんと対処している医療機関であることを示しておく．たとえば，「当院では処方薬の依存に配慮した治療を行っています」などと掲示したり，処方薬依存についての説明文を用意したりしておくとよい．雑誌や新聞の記事のコピーでもよい．処方薬問題についての医療機関の考えを明確に表明しておくと，個別対応の負担は軽減する．このような態度は，他の患者からは好意的に受け取られ，信頼も得られるはずである．

　処方薬依存の治療に関わる場合は，安易に依存性薬物を処方しない，量を増やさない，種類も増やさないことである．簡単に要求されるまま，診察もせずに薬を出して帰そうとすることは逆効果であり，するべきではない．長期大量の処方薬を簡単に処方すると，患者が繰り返し求めてくるようになり，口コミで依存性薬物を求める患者が集まってくる．「処方薬の売人」となってはならない．

　処方薬を選ぶ患者や溜め込む患者に対しては，分包にしたり散剤で出したりする方法もある．また，「なくした」，「誤って家族に捨てられた」と，予定より早くに処方薬がなくなる患者にも注意する．繰り返されれば自己負担になることを説明し，簡単には処方できないことを前もって伝えておく．基本的には，患者にいつでも簡単に薬が出るという認識をもたせないことである．処方薬を「出す・出さない，増やす・増やさない」だけの外来にならないように，良好な治療関係の構築を心がけ，薬物療法以外の解決策を提案す

る．このような方針を，患者に関わるすべてのスタッフが共有しておくこと
が大切である．

　筆者は以前，上記のように考えて治療してきた．しかし，数年前から方針
は変わってきている．それは，ある疑問から生まれた．処方薬依存症になっ
た患者に対して，「飲みすぎたから処方しない」という対応でいいのであろ
うか．治療が進んで治療関係が安定し，動機づけがされ，ある程度服薬をコ
ントロールもできるようになっている患者に対しては，問題はないかもしれ
ない．しかし，受診して間もない，動機づけも不十分で治療も進んでいない
患者に対して，「過量服用したから処方はしない」では治療にならない．患
者は依存症治療を離れて，処方薬を集めるべく他の医療機関に移っていく可
能性が高くなる．
　処方薬依存を何とかしたいと思っても，コントロールできないことが症状
であるので，すぐに何とかできるはずもない．とすれば，治療当初は処方薬
を飲みすぎた場合，患者がいたずらに不安になりすぎないように，処方薬を
必要に応じて可能な範囲で処方内容を変更してでも再処方，追加処方しなが
ら関わっていくという態度が適当であろう．飲みすぎた場合は，通院期間を
短くしていく．それが守れれば徐々に長くしていく．
　もちろん，やみくもに求められるまま処方薬を出すことは依存をエスカ
レートさせる．しかし，「処方薬乱用，過量服用はけしからん」とするので
はなく，これは症状であるという認識に立ちつつ，介入していく態度が求め
られる．初めから患者に対して高いハードルを示しても達成はできない．現
実的には，必要な処方薬は処方しながら，徐々に動機づけを進め依存症治療
に取り組んでいく，というハームリダクションの考え方が有効であると考え
ている．これでは，処方薬はなかなか減らすことはできない．しかし，優先
するべきことは治療関係づくりであり，治療の動機づけである．患者に共感
して，患者の困っていることに耳を傾け，患者の苦痛を軽減していく態度が
望ましい．このことを優先して，処方薬の減量に囚われないことが大切であ
る．ここでも，「やめさせようとしない依存症治療」を行うべきであると思
われる．

　こうして，<u>患者との治療関係ができてくると，減量・中止を患者が自ら選択して前向きに取り組むようになる．この時ようやく心理社会的治療が有効になってくる．そして，結果として処方薬の乱用は治まっていく．</u>

　その際には，処方薬の減量や変更だけではなく，睡眠衛生指導など，処方薬以外の対応を積極的に取り入れることが大切である．たとえば，患者は不眠を執拗に訴えるが，日中寝ていたり起床が遅かったりしていることも多い．訴えのままに，睡眠薬を増量していくだけの対応は避ける．不眠の原因の除去，睡眠衛生指導，精神療法を抜きにして，薬物療法のみで解決しようとする考えの修正もでき始める．治療者は不眠症治療の基本を習得し，良好な治療関係を基盤に正しい睡眠の知識を提供・指導する．睡眠習慣のモニタリング，起床時間の設定，午睡の制限，日中の運動の促進，就寝前のリラックス法などを提案し，患者の関心を薬物療法以外に向けていく．家族や同居者から，日常生活の情報を得ておくこと．診療時間が確保できない場合でも，精神療法的な関わりを意識して続けることが大切である．

　このような事例の場合でも，過量服薬する患者に対して陰性感情をもち，乱用をさせないように厳しく強要したり，次は処方しないと脅したり，過量服薬をしたことを責めたりしてはいけない．結果を焦らず，「やめさせようとしない依存症治療」を実践していくことが大切である．

　このような対応を続けていて，終わりのない乱用が続いていくのではないかと当初は不安であった．しかし，少なくとも患者は通院を続けてくれる．そして，徐々に治療関係が築けていくことを実感できるようになった．焦ることなく，患者の困ったことを傾聴し，「ひとりの人として」その人が望む方向に支援していくことを続けていくと乱用はみられなくなっていった．

　初めは何が起こったかよくわからなかった．あれだけ処方薬にこだわっていた彼ら彼女らが，自らその処方薬を手放し始めたのである．そうでなくても，問題行動が目にみえてなくなったり，社会適応ができるようになったりしていくようになっていった．

　「どうしたの？」「何が起こったの？」「どうしてこんなに落ち着いたの？」「奇跡だね！」と驚く筆者をみて，多くの患者はただニコニコして笑っている．

それでも「どうしてやめられたの？」「どうしてこんなに安定したの？」と食い下がる筆者に，「家族に迷惑をかけてきたから」「もう処方薬はいいかなと思ったから」という当たり前の答えが返ってくるばかりである．

結局，人に癒され，患者がエンパワメントされ，変わるために動き出すには，時間が必要なのであろう．それに治療者は付き合っていけるかどうかが問われるように感じている．

治療者個人から，多職種に関りを広げ，自助グループにつながることは理想である．しかし，すべての依存症患者が自助グループにつながらなければならないとは思っていない．もちろん，生き方が変わり人間としての成長を望むのであれば，自助グループは最高の場所であることは間違いない．それを望むか否か，通い続けるか否かは，患者が決めることである．そのことを選択しやすいように提示していくことは治療者の役割である．しかし，それを強要したり，通わないことを批判したりすることは，よい結果を生まないと考えている．押し付けや強要，叱責は禁忌である．やはり，通い続けてくれる患者との信頼関係の構築が大切なのである．

第13章

ダルクと
ハームリダクション

　わが国でハームリダクションについて考える場合，これまで長年にわたって薬物依存症の回復支援に取り組んできたダルクの活動を抜きにしては語れない．わが国の薬物使用者に対する「不寛容・厳罰主義」一辺倒の中，ダルクはこれに迎合することなく，薬物依存症者の回復支援に孤軍奮闘してきた．

　ダルクがわが国で潰れず潰されず活動してこられたのは，「不寛容・厳罰主義」では回復することが困難であるからとも言えよう．ダルクは意識してか否かは別として，わが国でハームリダクションを一貫して実践してきた．この章では，ハームリダクションの考え方を実践してきたダルクについて，その活動と哲学について考えてみたい[6, 21]．

ダルクの活動が示していること

　ダルクは，1985年に始まる薬物依存症者を対象とした民間リハビリテーション施設である．NAの12ステップが提案する方法に沿って，薬物を使わずに生きる方法を身につけることを目指す．国や自治体，医療機関が一向に薬物依存症者の支援に動かない状況で，薬物依存症者自らが回復する場として誕生した．現在，全国に約80カ所の施設があり，約850名の利用者がいる．

　ダルクは組織化されていないことがその特徴であり，各施設は独立した運営をしている．それぞれのダルクは，いわば「個人商店」のようなものである．ダルクで回復プログラムを受けて回復した者が，ダルクを立ち上げている．だから，ダルクを運営する施設長は薬物依存症者本人であり回復のモデルでもある．スタッフもほとんどが薬物依存症者である．回復者の経験が新

たに回復を目指すメンバーへと引き継がれていく．

　このようにダルクが全国に広がった背景には，薬物依存症の回復支援の必要性の高さと，地域での受け皿がダルクしかないという貧困な薬物行政がある．医療機関がいまだに薬物依存症の診療を引き受けない状況で，ダルクはその主体性を保ち，医療などに飲み込まれることなく発展してきた．そして，現在は社会における薬物依存症の回復支援の場として認知され，重要な役割を期待されている．

　回復は医療機関の中ではみられない．社会の中で，ダルクの中で，回復は生まれている．薬物依存症者の総数からみれば，ダルクを利用して回復する者の数は限られている．しかし，ダルクが社会へ発信している回復の希望は小さくはない．ダルクがあったからこそ，わが国の薬物依存症の回復支援が維持され，回復という姿を社会に伝えることが可能になったと言えよう．

　ダルクでは，助けられるだけではなく，自分も助ける側になることができる．援助される側にいる「障害者」「病者」から，自ら「支援者」としての役割をもつようになる．支援者の立場になった時，自らの失敗の連続であった過去の経験が意味を成してくる．薬物依存症に罹患して多くの大切なものを失った状態から，回復を信じられるまでになった自分を，人を支援する立場になった自分を肯定的に受け入れられるようになる．このことが，彼らの傷ついた自尊心・自己効力感を癒し高める．こうして生きていく自分の価値を信じられ希望が生まれる．

　ダルクには，同じ依存症者だからこそ共感できる強みがある．「誰が」治療を行うかが，「どんな」治療を行うかより重要である．「共感性の高い」「偏見や陰性感情から解放された」治療者・支援者が，適切な治療・支援を行えば，必ず回復はみえてくる．ダルクでの回復支援がこのことを裏付けている．

　ダルクスタッフやメンバーが，依存症である自分のことを理解してくれる人たちであると信じられれば，「仲間」と思えるようになる．そして，仲間と関わり続けられると「居場所」ができるようになる．つまり，「安心できる仲間」と「安全な居場所」があって人は回復する．ダルクはこれを日々実践する場である．ここにダルクの存在意義がある．

　ただし，患者に対して，ダルクに行くように促せば行くというものではな

い．彼らが，素面で集団の中に留まることは容易ではない．ミーティングで自分のことを話すことに強い抵抗・拒否感がある．多くは，ダルクは「自分には合わない」「行かなくても大丈夫」「まだあそこへ行くほどひどくはない」などと訴え拒否する．これまでは，引き受ける家族がないか，あっても受け入れを拒否された依存症者が，仕方なく入所することが常であった．断薬の動機も低いまま，行き場がないためにやむを得ず入所する例が多かった．さらには，若くから薬物使用してきたため，当たり前の社会性，生活能力を身につけておらず，適切な支援を受ける機会もないまま，生きにくさを抱えてきた例がほとんどであった．

　このような重症例・回復困難例がダルクを転々としながらも，回復するということは「奇跡」と言ってもいい．回復していく例もあれば，一方で服役を繰り返したり，慢性精神病となって精神科病院への入院を繰り返したり，自殺や事故により命を落としたりする例もある．だからこそ，回復した時の喜びは大きい．回復者には，必ず共感できる「仲間」がある．人はひとりでは回復できない．生きていけない．ダルクはこの事実を証明している．

ダルクの優れた点と問題点

　ダルクの優れたところを挙げると，次のとおりである．
　　①利用者を拒まず受け入れる
　　②スタッフの回復の経験を生かした密接な援助ができる
　　③スタッフは利用者に偏見や陰性感情をもちにくく共感しやすい
　　④何度失敗しても回復のチャンスを提供できる
　　⑤スタッフによって「回復のモデル」を提示できる
　　⑥ネットワークによる「転地療法」が可能である
　　⑦強要せず提案する
　　⑧失敗を責めない
　　⑨薬物を止められないことを責めない
　　⑩回復した者が，これから回復しようとする者を支援する側になれる

　何より，ダルクでは「失敗が許される場」であることが重要である．失敗が排斥の理由にならず，回復を望む者を見捨てることはない．むしろ，失敗

を繰り返す者に対して手厚く支援する．これらの実践は，まさにハームリダクションそのものである．医療ではこのようにはいかない．「失敗が許されない場」「管理される場」で回復を目指すことは難しい．

　薬物依存症者は，その病気の性質上失敗を繰り返す．失敗を繰り返す中で回復がみえてくるものである．失敗は自身を責めることになり，苦しくなる．苦しさに対処する唯一の方法が薬物使用である多くの依存症者は，再び薬物使用に向かう．「この世に失敗というものはない」「助けを求めてきたものは断らずに受け入れる」「回復を望んできた者は仲間である」「失敗に寄り添う」という哲学がダルクの根底に流れている．

　一方で，ダルクの問題点については，下記のようなことが指摘されている．
　　①運営についての財政的な問題
　　②運営についての倫理的な問題
　　③公的な補助金制度の利用の問題
　　④スタッフの人材難の問題
　　⑤スタッフの研修と資格制度の問題
　　⑥スタッフの燃え尽きの問題
　　⑦スタッフの雇用の問題
　　⑧プログラム終了後の社会復帰の問題
　　⑨精神疾患合併例の対応の問題
　　⑩処方薬服用者の問題

ダルクとハームリダクション

　「ダメ．ゼッタイ．」「不寛容・厳罰主義」の対極にあるのがダルクである．「ハームリダクション」「人道主義」に近い．わが国が徹底して前者を推し進めてきた中で，ひとり後者を選択し，潰れず潰されず生き延びてきた．

　ダルクやダルク的なものが社会に受け入れられる時，わが国の「ダメ．ゼッタイ．」，「不寛容・厳罰主義」から，人の生きる権利を尊重した回復支援が広がるであろう．ダルクを認められるか受け入れられるか，薬物使用を認められるか受け入れられるか，薬物依存症者を尊厳ある人として認められるか受け入れられるか，その人らしさを，その人の人生を認められるか受け入れ

られるか，日本という国の「ひと」に対する考えの根本に関わる大きな課題である．

　成熟した社会とは，問題のない社会ではなく，人が生きていくうえでさまざまな問題があってもそれを支援し解決していく社会である．これまでのダルクの活動が私たちに大切なことを教えてくれている．

　ダルクは薬物依存症者一人ひとりの支援から離れない．助けを求めてきたものに対して排除はしない．そして，薬物依存症者を無理に変えようとはしない．薬物を無理にやめさせようとはしない．薬物をやめさせるのではなく，生きることを支援する．強要するのではなく寄り添う姿勢を基本とする．この哲学はハームリダクションの考え方そのものである．生半可な思い込みからの支援ではなく，経験に基づいた支援である．それを 30 年以上にわたって続けてきた．当事者を離れた支援は，適切な支援にはならない．「当事者中心」の支援が求められる．

　困っている人，病気の重い人，ルールを守れない人，孤独な人，嫌われる人，仲間はずれにあった人，人を信じられなくなった人，支援を受けられない人，希望のない人にこそ支援を．考えてみればこれは当たり前のことである．しかし，これを実践することは難しい．

　これからのダルクに望むことは，これまでの一貫したポリシーを受け継いでいくことである．ダルクの形が変わったとしても，その基本にある考えは変わらないでほしい．そのうえで，薬物依存症者の多様性に対処していく必要がある．10 年前，20 年前，30 年前の薬物依存症者とは明らかに変化してきている．目の前にいる薬物依存症者のニーズに合わせた適切な支援を提供する必要がある．しかし，ダルクのこれまで培った信念であり哲学である大切なものは，時代が変わっても受け継がれていくことを期待する．なぜなら，このダルクの考えと実践は，薬物依存症者の回復に限らず，薬物依存症を越えて，すべての治療者・支援者にとって重要なことを提示しているからである．

　ダルクのもう一つの重要な役割は，「回復支援で人は変われる」というモデルの提示と啓発である．このことを日々実践していくことが何よりの説得力になる．「助けを求めてきた人は受け入れる」というポリシーと共に，こ

の役割がダルクの命綱となっている.

ダルクに学ぶこれからの回復支援

　筆者は，薬物依存症者に対して，特殊な医療機関で，特殊なプログラムを使い，特殊な治療を提供するという考えが，逆に薬物依存症の治療・回復支援を遅らせていたのではないかと思っている.

　他の精神疾患同様に，当たり前に精神医療や支援を受けられるようになることが大切である．依存症の医療から「特殊性」が排除されていくことが望ましいのかもしれない．治療技法，工夫，プログラムはそれぞれの薬物依存症者の特性に合った個別のオーダーメイドの支援を提供する．ただし，支援のポリシーは同じものである．「当事者中心」「ひと中心」のポリシーを離れた支援はやはりおかしい．最も支援から遠い薬物依存症者の実情が，この事実を最もみえやすくしていると言えよう.

　ダルクの活動は，不寛容・厳罰主義一辺倒のわが国において，結果としてエビデンスに基づいた「正当な」治療的対応・支援を一貫して行ってきた．それは，世界で広く受け入れられているハームリダクションの実践そのものでもある．それが自然に行われてきたことは驚嘆に値する．ダルクから回復した多くの人々と共に，亡くなった多くの人々が，薬物依存症という病気からの回復の素晴らしさと厳しさを，身をもって示している.

　ダルクの方法をそのまま医療機関に持ち込めるものではない．しかし，ダルクの実践は，これからの回復支援の進むべき方向を示している．先に示したように，ダルクに問題がないわけではない．しかし，回復者を生み出しているダルクの支援の在り方は，私たちに大切なものを教えてくれている.

　ダルクは回復の希望である．治療者・支援者は回復を身近に感じ，信じ続けることが必要である．ダルクに行けば回復がある．人がつながることの大切さ，人を信じられることの幸せがある.

　どんな薬物依存症者にも薬物使用に対する問題意識はある．彼らがそれを認めて変わろうとするためには，批判的・対立的ではない温かい支援が必要である．回復の成否は，治療者・支援者のスタンスによる部分が大きい．このことを念頭に置いた対応が求められる．治療者の「技術・テクニック」よ

り「共感性」が重要である.

　薬物依存症者は，理解ある援助を求めている．依存症の治療・支援は決して特殊なものではないことを強調したい．患者もその家族も，拠り所となる「ひと」を求めている．彼らは決して，特別な人たちではない.

　人を信じられるようになると，ひとに癒やされるようになる.
　人に癒やされるようになると，薬物に酔う必要はなくなる.
　依存症は人間関係の病気である.
　回復とは信頼関係を築いていくことに他ならない.

　ダルクはこのことを実践してきた.
　薬物を使っているかどうかは問題ではない.
　薬物依存症者が生きにくさからいかに解放されるかが重要である.
　生きることが重要である.
　ダルクは命をつないできた.
　彼らの回復の陰で，多くの亡くなっていった仲間がいる.
　回復者は常に亡くなっていった仲間と共にある.
　犠牲になった仲間を語る彼らの言葉はいつも優しい.
　そして，回復か死かのぎりぎりの状況で生き延びてきた彼らの言葉は重い.
　薬物依存症の支援は，「ひと」への支援であることを忘れてはならない.

第14章

自助グループと
ハームリダクション

　医療がハームリダクションの考え方を採用することにより，断酒会，AA，NA などの自助グループは混乱をきたす可能性がある．自助グループは伝統的に断酒・断薬を唯一の選択肢としており，飲酒量低減・薬物使用量低減を目標とすることとは相いれない．自助グループが示す回復の最終目標は断酒・断薬ではないものの，断酒・断薬なくしてその先の回復・新生には近づけないとの考えに立っている．そして，この考えは変わらないし，変わる必要もない．

　断酒・断薬が前提であったこれまでの歴史に，突然，ハームリダクションが導入された場合，混乱することは避けられないであろう．実際に，すでに少なからずその影響がみられ始めている．専門医療機関の方向転換を名指しで批判する自助グループメンバー・会員に何人も出会った．考えてみれば当然のことであろう．自助グループの考えを根底から覆すかのように取られても仕方がないかもしれない．断酒を目指している人々に，節酒でいいですよと医療機関が言い出したとすれば，とんでもないと思われることは当然であろう．

　しかし，ハームリダクションが目指すところは，自助グループと同じ患者の回復であり，患者・家族の幸せである．それに至るルートが異なるだけであると考えている．いきなり断酒・断薬を目標にすることで，患者はハードルの高さを感じ，その覚悟ができない場合，回復のレールから離れてしまうことが問題なのである．飲酒量低減・薬物使用量低減を進めていった先が断酒・断薬であり，相反するものではないことを強調したい．

　断酒・断薬を初めから強調することで，それを受け入れられない患者は去

っていく．せっかく医療の入り口に現れた患者を取り逃がすことになってしまうことの弊害が問題なのである．両価的な患者に対して断酒・断薬を押し付けることがマイナスであることは先に述べてきた通りである．断酒・断薬の覚悟と関心ができた患者を，速やかに自助グループにつなぐことは医療機関の重要な役割である．飲酒や薬物使用が止まるだけでは本来のゴールとは言えない．

　可能であれば，すべての受診してくれた患者に自助グループのよさを体験してほしいと思っている．しかし，つながらない患者を切り捨てるのではなく，自助グループが提供する「安心できる居場所」と「信頼できる仲間」を得ること，それによって「人から癒されるようになること」の大切さを伝えていきたい．そのことを伝え続けることを怠ってはいけないと思っているが，一方で，すべての患者が自助グループにつながらなければならないとも思っていない．

　同様の癒しを得られる場であれば，信頼関係を築くことができる場であれば，作業所やデイケアやその他の場であっても，よい方向に進むであろう．自助グループで回復を遂げている人たちからは，中途半端で，ニセモノと思われるかもしれない．しかし，回復のために何をするかは最終的に患者自身が選んで決めることである．「こっちがいいから絶対こっちに行きなさい」と強要はできない．それでは，これまでの「やめさせようとする依存症治療」になってしまう．

　自助グループは，世界で最も回復者を生んできた依存症からの回復の王道であることは疑う余地がない．しかし，それを望まない患者には，「せめてこれだけでもどうですか」「では，こんな方法がありますよ」という折衷案をもっておくことも，医療機関の役割であると考えている．最も高いレベルの回復を目指すのであれば，自助グループにつながり続けることが推奨される．患者がどのレベルの回復を望むかである．それは流動的なものかもしれない．治療の途上で自助グループを選んで通いだす人もあるだろう．筆者はそれでいいと思っている．

　断酒・断薬の継続は治療的には最も望ましいことである．しかし，ハーム

リダクションではそのことを強要しない．断酒・断薬をできないことだけではなく，選択しないことも叱責しない．同様に，自助グループに通い続けることは最良の方法である．しかし，自助グループに通うことを強要しない．自助グループに行かないことを叱責しない．断酒・断薬を選択し，自助グループに通い続けることを選択することが，患者にとって最も幸せになる方法である可能性は高いと思っている．ただ，その方法を選ぶかどうか，実行するかどうかは，最終的に患者本人が決めることである．そして，断酒・断薬を選択せず，自助グループにつながらない患者を，私たちは見捨ててはいけない．責めてはいけない．苦痛を与えてはいけない．

　彼らの人権は尊重されなければならない．そして，苦痛を軽減する手立てを考え，提供することが私たちの役割である．彼らの受け入れられる治療・支援を提供するべきであると考える．その経過の中で，断酒・断薬を望み，そのために自助グループに通い出すことを期待しつつも，あくまで患者主体の医療を提供することが大切であると考えている．

　アルコール依存症について考えると，治療ギャップの問題がある．わが国に 109 万人のアルコール依存症患者がいると推定される状況で，アルコール依存症の診断で医療機関につながっている患者は 5 万人程度である．ということは，専門医療機関につながり治療を受けている依存症患者は，きわめて重症のアルコール依存症患者であると考えられる．がん治療に例えれば，末期がん患者のみを専門医療機関で診てきたようなものである．自助グループにつながっている患者の大多数はこの重症者であると思われる．

　アルコール依存症の「真の中核群」はもっと軽症者である．軽症患者に対しては，必ずしも断酒を強いる必要はない．飲酒量低減を目標とすることも理にかなっている例があるということである．アルコール依存症と診断されれば，何でもかんでも断酒しかないとは言えないのである．ここには，アルコール依存症の捉え方の問題がある．もちろん，軽症者であっても断酒を決心するのであればそれに越したことはない[5]．自助グループに通うのであれば大歓迎である．ただし，必須とは言えないということである．

　以上を整理すると，ハームリダクションの考え方の導入によって，自助グループは少なからず混乱することはやむを得ない面もあるだろう．その影響を最小限にするために，ハームリダクションの考えを採用する医療機関は説明する責任があると考えている．せっかく自助グループにつながり回復の道を歩んでいる人たちを混乱させることは避けなければならない．

　ハームリダクションアプローチでは，治療の入り口が飲酒量低減から入ることも有効な方法であり，治療過程で断酒を目標とすることに動機づけされていければいいと考える．また，自助グループメンバー・会員は依存症全体からみると重症者が主であることから，断酒を唯一の目標として提示することが自然であったと思われる．しかし，大多数の軽症者については必ずしも断酒を目標とする必要はなく，ハームリダクションの考え方が受け入れやすいと考えられる．

　結局は，現在よりいい方向へ変わっていくことを目指すことに変わりはないのではないだろうか．ハームリダクションの考え方は，決して自助グループを否定するものではない．回復を目指す方向性は全く同じである．その手段が，あくまで断酒・断薬か，それとも低減を認めるか，の違いでしかない．

　そして，ハームリダクションの最重要事項は，患者の人権に配慮した患者中心の支援であるということである．ハームリダクションアプローチにより自助グループ参加者が増えることが期待できると考えている．なぜなら，これまで治療・支援につながらなかった多数の依存症患者を治療・支援につながりやすくできるからである．治療・支援の対象となる母集団が飛躍的に大きくなることを目指しているからである．ハームリダクションアプローチは，多くの治療・支援につながっていない依存症患者を治療・支援の場に迎え入れることを重要な目標とする．この中には多くの重症者，あるいは自助グループでなければ回復が難しい患者，軽症でも自助グループにつながろうとする患者も含まれる．このことを，自助グループのメンバー・会員にも，ぜひ理解していただきたい．

　医療機関と自助グループ，回復支援施設は敵対するものではない．お互いに支えあって連携していくことが重要であることは言うまでもない．ハームリダクションの考え方の導入によって，その誤解によって関係が悪くなるこ

とは本意ではない.

　医療機関も自助グループも，まだまだ支援しなければならない多数の依存症患者に手を差し伸べる使命がある．その間口を広げるためのハームリダクションであることをご理解いただきたい．人権を尊重する対応は，治療・支援につながる人々を飛躍的に増やすと考えているからである．

　ハームリダクションアプローチの最大の目的は，人権を尊重した対応により，依存症に対する誤解や偏見を払拭して，スティグマから守り，当たり前の治療・支援を広く提供することによって，わが国の患者・家族の不当な苦痛を軽減して，彼らの望む生活・生き方を実現しやすくすることである．

　その支援が必要な対象は，予防も含めると飲酒・薬物使用するすべての人である．一部のどうにもならなくなって受診する重症の依存症患者だけを，専門医療機関で診て自助グループにつなぐという形からの脱却が求められる．わが国で依存症の早期発見・早期治療・支援が当然となるためにも，スティグマを排除して軽症者に早期に支援を提供できる社会にしなければならない．スティグマの払拭には，回復者の存在が不可欠である．自助グループ・回復支援施設だけが患者を守る場であったこれまでから，社会全体がそのような場になるように，回復の真実を社会に示していくことが必要である．

　私たちは自助グループから，回復者から，依存症を学び，依存症からの回復に必要なことを教わった．自助グループは回復の原点である．自助グループが衰退した時，わが国の依存症支援は崩壊する．すべての患者が自助グループにつながらなくても，自助グループは輝き続けていること，人が人とつながり信頼関係を築くことで，本物の幸せを得られることを発信し続けていただきたい．

　これまで，依存症患者の人権は蔑ろにされてきた．そのアンチテーゼがハームリダクションであるということを強調したい．

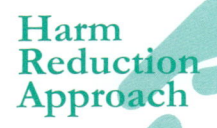

Harm
Reduction
Approach

第15章

患者の人権に配慮した
「尊厳あるひと」への支援

依存症治療の問題について，患者の人権問題の視点から考えてみたい．依存症，なかでも薬物依存症は，基本的人権を傷つけられることが頻繁に起こりうる代表的な疾患である．依存症自体は，純粋な疾患とはとらえられにくく，興味本位で快楽を求めてがまんできなくなった結果であり，自業自得・自己責任とされやすい．「何をするかわからない危険な人物」，「怖い人」，「もう終わっている人」などとされる．このように，一般社会は負の烙印（スティグマ）をもっている．

さらに支援にあたるはずの家族，相談者，治療者，公的な支援機関職員までもが，同様にあるいはそれ以上にスティグマをもっている．そして，患者は社会や周囲の対応により傷つき悪影響を受ける．患者自身が自らにスティグマを深めていく．スティグマは患者の健康を害し，希望を損ね，孤立を深め，無力感に陥れる．本来支援にあたる人々からも，支援者や組織のスティグマにより必要な治療・支援は受けられず，患者自身も支援を求めることができない．結局，患者は当たり前の必要な支援につながらず，孤立を深め，状態は悪化していく．

依存症患者にとってスティグマは重要な問題である．支援者が治療・支援にあたる際に，最初に教育を受けるべき課題であると考えている．ここでは，依存症患者に対するスティグマの問題について考えたい．

依存症患者の尊厳は守られているか

依存症患者の尊厳は守られているのであろうか．人として当たり前の敬意を払われているだろうか．問題は依存症を病気とみていないだけではない．

JCOPY 498-22914

程度の低い人間，ダメな人間，当たり前のことさえできない人間とみていないだろうか．患者の人権を尊重しない医療は正しい医療とは言えない．このことを，私たち治療者は心しておかなければならない．なぜなら，依存症治療において，患者の人権を蔑ろにされてきた歴史があるからである．そして，そのリスクは今も払拭されていない．

依存症患者に対して治療する際には，第一にその患者の存在自体を丸ごと尊重することが大切である．患者が生きてきたこれまでの歴史を認めることが大切である．彼らは単に面白おかしく，飲酒や薬物使用を繰り返してきたダメな人間ではない．患者はこれまで生きてきたこと自体を評価されるべきである．敬意を払われるべきである．治療はそこからスタートしなければならない．

健康な人に対する以上にこのことは重要である．なぜなら，彼らは，自己評価が低く自分に自信をもてない人であり，人を信じられない人であり，本音を言えない人であり，孤独で寂しい人であり，見捨てられる不安が強い人であり，自分を大切にできない人だからである．

依存症患者はあまりに不当に扱われてきた．彼らの人権は何の躊躇もなく傷つけられてきた．犯罪者や害虫のように扱われ，それが当たり前のように疑問をもたれることもなく経過してきた．

依存症患者にこそ，彼らを尊重した対応が求められるのに，全く逆の対応に終始してきた．病気である彼らの多くは，治療の過程においてさえ傷つけられてきた．依存症は病気である．傷つけてよくなる病気はない．むしろ悪化するであろう．

このことに疑問をもつ人には，わが国の有名人の薬物乱用に対するマスコミの対応をみれば明らかである．マスコミはどうして依存症患者をバッシングするのであろうか．違法薬物の乱用は確かに犯罪であるが，病気でもある．マスコミが飲酒や薬物使用で問題を起こした有名人を，あそこまで責め立てるのはどうしてだろうか．

これはマスコミ自体の依存症に対する無理解，不勉強さと偏見が背景にあると思われるが，読者や視聴者が，有名人の転落を期待しているからかもしれない．そこには嫉妬に近い思いがあるのではないであろうか．有名人の失

敗には鬼の首を取ったかのように責め立てる．これは，読者や視聴者の欲求不満のはけ口のように思えてならない．

他者を正しく理解しようとせず，失敗するとバッシングする．これは集団のいじめである．大人が何の疑問ももたずにおおっぴらにいじめを行う国で，子どものいじめがなくなるはずはない．子どもは大人をみて育つ．

有名人だからある程度プライバシーが守れないことはあるとしても，人権が守られていない．失敗の背景にある依存症の理解を，率先して情報発信・啓発するはずのマスコミが，ヒステリックに騒ぎ立てる．依存症患者が飲酒して問題を起こしたり，違法薬物を使用したりすることは許しがたい行動として責め立てられる．どうして依存症患者の人権は守られなくていいのであろうか．どうして病者の人権は守られなくていいのであろうか．

依存症の治療・回復支援は，「当事者中心」でなければならない．当事者を離れた治療・回復支援は，当事者を傷つけ回復とは反対の方向に押しやってしまう．治療者・支援者と当事者が対等の立場で，お互いを尊重でき信頼できることが回復を生み出す．治療者・支援者の依存症という疾患に対する意識の在り方が大きな鍵であると言えよう．

信頼関係のないまま患者を変えようとすることは，たとえそれが善意からであっても，患者の「コントロール」であり，「支配」である．患者は，傷ついた自尊感情を守ろうと必死に抵抗するのは当然であろう．逆に，信頼関係を築くことができれば，患者は治療者が期待していることを察知し，その方向に変わろうとし始める．このことは，筆者自身が日々の臨床の中で常に実感している重要な事実である．

スティグマ問題の深刻さを想像してみよう

たとえば，うつ病を犯罪と仮定してみよう．はたして患者を巡る状況はどうなるであろうか．周囲からバッシングされ罰を受ける．当然，必要な治療や支援は遅れ，患者は傷つき，最悪の結果を招くであろう．病人として当たり前の治療・支援から遠ざかるばかりか，支援者からも傷つけられる可能性が高い．薬物依存症患者は，まさにそのような対応を受けていることになる．想像してみてほしい．「薬物依存症は犯罪である」とは，そういうことでは

ないであろうか.

依存症患者は,対処できない困難な問題に直面した時,助けを求めることができず,アルコールや薬物を使って孤独な自己治療をしてきた人たちである.もともと助けを求められない依存症患者は,依存症患者であること自体で傷つけられる.そこには,誤解と偏見,スティグマが存在している.そして,健康をさらに損なっていく.そのような患者に対して,かつて多くの支援者は「底をつかせろ」と支援を引き上げてきた.「痛い目に合わないとわからない」と突き放してきた.支援者との最初の出会いが失望に終わると,多くは二度と支援を求めなくなる.

患者は,恐れ,不安,怒り,非難,羞恥,拒絶,絶望,悲しみ,悲嘆,希死,孤立,無価値,寂寥,自失などにまみれて苦しんできた.そして,苦しいのにどうすることもできない.アルコールや薬物を使って凌ぐことで精いっぱいだったはずである.そのような患者に「底つき」を強いることは,それこそ犯罪に近いのではないだろうか.

どうすれば依存症患者の尊厳が守られるのか

これまで述べてきたことを踏まえて,依存症患者の尊厳が守られる依存症治療の在り方について提案したい.

依存症治療のあるべき形は,「やめさせようとしない依存症治療」である.これまで,「やめさせようとする依存症治療」が是とされてきた.そこには,患者の意思は尊重されない.治療者側が患者を無理やり変える,というスタンスである.正しい者が間違った者を正す.誤った考えの患者に対して,現実問題を直面化して降伏させる.この考えは,違法薬物使用者に対する不寛容・厳罰主義に通じる.

違法薬物の依存症患者を例に考えてみる.不寛容・厳罰主義は,やめられない依存症患者に対して偏見とスティグマを増強させる.犯罪者として扱われる.その対応は患者やその家族を追い詰め社会的に孤立させる.やめられないことを誰にも話せない.助けを求めたくても求められない.結局,依存症治療を放棄することに等しい.依存症になった患者を懲らしめることに何の意味もない.

　わが国は犯罪に対するスティグマが強いことから，不寛容・厳罰主義は，薬物使用の入口を狭くする可能性はある．しかし，依存症になった患者に対して不寛容・厳罰主義では治療にならない．このことを十分理解しておく必要がある．

　この状況に希望をもたらすものが，ハームリダクションという考え方である．依存症になった患者のみならず，薬物使用者全体に通用する考えである．薬物の使用の有無に関係なく，違法薬物か否かに関係なく，使用している物質に関係なく，患者の健康を損なう要因について，悪影響を及ぼすことを減じる支援を行う．このスタンスであれば，患者は安心して支援を求められる．病者が治療や支援を求められない状況を容認してはならない．刑罰より治療・支援が優先されなければならない．

　薬物問題を司法の問題と捉える考えと保健医療の問題と捉える考えがある．依存症が刑罰では治らないことは繰り返し述べてきた．治療者は依存症患者を司法に押しやってはいけない．私たち治療者・支援者は，無条件に治療・支援を優先するべきである．これが医療に関わる者の職業倫理であろう．

　「やめさせようとしない依存症治療」は，ハームリダクションに通じる．患者の主体性を尊重した，患者中心の，医療倫理に基づいた，効果的な対応の原則を示している．

　これまで，アルコール依存症患者や薬物依存症患者の人権は守られてきたであろうか．「アル中」「ヤク中」と揶揄され，人格は否定されてきた．依存症の主症状であるコントロール障害は，意志の弱さ，自覚のなさ，だらしなさなどとして批判の対象とされ，周囲から不当なバッシングを受けてきた．依存症という疾患に対する誤解と偏見から，人権は傷つけられてきた．依存症患者の人権は守らなければならない．そうでなければ依存症からの回復はない．

　医療者自身が依存症患者を傷つけてきた歴史を振り返る時，暗澹たる気持ちにさせられる．筆者自身もこのことに加担してきた．現在も全国の医療機関で依存症者は不当な扱いを受けている．薬物依存症患者，特に違法薬物依存症患者はなおさら酷い扱いを受けているであろう．

それではどうすればいいのであろう．答えはシンプルである．依存症はコントロール障害を主症状とする病気であることをきちんと認識すること，そして，依存症という病気と依存症患者について理解を深めること，回復者から患者の思いと回復について学ぶことである．そのうえで，依存症患者に対して誤解と偏見をもたずにひとりの尊厳ある人間として向き合うこと，患者や家族の心情に共感できるようにすること，そして患者・家族と信頼関係を築くこと，患者を無理に変えようとせず寄り添うことである．以上のスタンスを一言で表すと，「やめさせようとしない依存症治療」となる．

この考えの裏付けは，ハームリダクションの成功であり，ハームリダクションの根底に流れている，「その人が薬物を使っているか否か，その薬物が違法であるか否かにかかわらず，その人が困っていることに対して必要な支援をし，健康を害しているものからのダメージを軽減する」という哲学である．どこまでも患者の人権を守り，主体性を尊重し，彼ら彼女らの生きにくさを支援することである．つまり，他の疾患の患者の対応と同様，依存症患者にも当たり前の治療・支援を提供することが重要である．

飲酒や薬物使用が容易に止められない依存症患者に対して，できないことを強要してもどうしようもない．今，薬物が止まらないのであれば，差し当たってそのダメージを軽減し，必要な情報を提供し，動機づけを試み，変わりたい方向に進むための具体的な方法を提案することである．依存症患者にはアルコールや薬物を使い続ける権利がある，その一方で，アルコールや薬物をやめる権利もある．医療を提供する役割をもつ者は，患者の望む方向が健康を害するものであったとしても，その状況の中で患者の健康を高める方法を模索して提案する．

治療者の目的は，依存症患者にアルコールや薬物をやめさせることではない．患者がよりよく生きられるための治療でなければならない．治療者は患者を支配してはいけない．支配は信頼関係を築くこととは正反対の行動である．

陰性感情，忌避感情，スティグマから解放されるために

治療者が患者に対して，先入観や誤解，偏見，そしてスティグマに囚われ

ず，正しく理解しようとすることの重要性について触れてきた．依存症治療のために不可欠な「理解」について，どのように進めていけばいいのであろうか．

人は人に対して誤解，偏見，差別，スティグマを自然にもつものである．そしてスティグマは知らないうちに増強され破壊的となる．しかし，スティグマをもつ人はそれがスティグマだとは気づきにくい．自分にスティグマなどないという人は，たとえば，あなたは薬物依存症患者と「2人で食事をすることができますか？」「近所づきあいができますか？」「自宅に招くことができますか？」「一緒に旅行に行けますか？」などの問いに答えられるであろうか．大人がスティグマをもっていると，子どももスティグマをもつようになる．大人がパワハラ問題をもっていると，子どもはいじめ問題をもつようになる．

患者の人権に配慮した尊厳ある人への治療を志すのであれば，治療者はそのことを常に自問しなければならない．患者に対してひとりの尊厳ある人として関わるためには，その患者が生きてきた物語に謙虚に耳を傾けることである．しかし，治療者に，患者の語りを真摯に受けとめる用意ができていなければ誰も話してはくれない．

> 依存症の治療を困難にしている最大の原因は，
> 治療者の患者に対する陰性感情・忌避感情である．

治療者が，依存症患者に対する陰性感情，忌避感情，その根底にあるスティグマから解放されるためにはどうすればいいのであろうか．これらは患者の治療・支援を行ううえで，最もその妨げとなることはこれまで繰り返し述べてきた．

この問題の克服は治療者個人の問題ではあるが，同時に社会全体の問題であり，支援するべき関係機関の問題であり，行政機関・立法機関・司法機関，教育機関，つまり国全体の問題でもある．根本的には国が率先してリードするべき「マクロの改革」が不可欠である．

ただ，治療・支援の立場にある者が，日々待ったなしの状況の中で，それ

を待っていても仕方がない．まずは，「ミクロの改革」を医療現場から実践していくしかないであろう．そして，そのことの必要性と重要性を発信していくしかないであろう．

そのことを念頭に，私たち治療者・支援者は何ができるのであろうか．一朝一夕に根深いスティグマを自身から排除することは難しい．しかし，段階を踏んで正しい理解を進めていくことは，誰にとっても可能である．

治療者・支援者が依存症の治療・支援に携わる際には，陥りがちな依存症に対する誤解と偏見，さらには依存症患者に対するスティグマに気づき，その破壊的な患者へのダメージを理解し，自身が患者に対するスティグマから解放されるように努め続ける必要がある．

依存症患者の理解と，正しい理解を進められるための段階について下記に示す．この順序で理解を進めていくと自然に患者の理解は進み，患者の回復につながると考えている．

表 18 に示すステップを，急がず一つひとつ確実に進めていくことが，患者の理解と正しい支援の実践への近道である．

人は容易にスティグマをもつ生き物である．スティグマをもつことがけしからんと言っているわけではない．どうしてももってしまう．だからこそ，そのことに人は敏感でなければならない．それは意識せずに生まれ，育ち，固定され，その人の中で「誤った真実」となる．

依存症の治療について考えた場合，このスティグマが患者の回復を阻んで

表 18 依存症患者の理解と正しい支援のためのステップ

1. 依存症について正しく理解する
2. 依存症の背景について正しく理解する
3. 依存症患者の特徴について正しく理解する
4. 依存症患者の苦悩（生きづらさ）について正しく理解する
5. 依存症は病気であることを正しく理解する
6. 依存症患者は病者であることを正しく理解する
7. 依存症患者の治療・支援の必要性について正しく理解する
8. 依存症の回復について正しく理解する
9. 依存症は人に癒されると回復することを正しく理解する
10. 依存症の回復とは信頼関係の構築であることを正しく理解する

いる．それもきわめて大きな悪影響を及ぼしている．社会からのスティグマ，支援組織からのスティグマ，支援者からのスティグマ，そして患者自身のスティグマである．これらが患者を苦しめ，貶め，傷つけ，健康を損ない，時に死に向かわせる．スティグマを放置したまま個々の治療に取り組んでいても，日々のさまざまな場面で悪い方向に引き戻される経験は，すべての患者の回復途上で起こっている．患者をスティグマから守るために，まずは治療者・支援者から自身の問題として取り組むことの重要性を強調したい．

　治療者がスティグマに毒されないためには，先の正しい理解のステップを進めていくことが必要である．それと共に重要なのは，治療者が健康で心に余裕があること，そのために治療者自身が人に癒されていることである．人に癒されているということは，信頼関係を築けているということである．そのうえで，患者の苦悩に共感すること，患者のよいところ・優れたところをみていくこと，患者の生きてきた人生を尊重すること，患者の回復を信じられるようになること，回復することの素晴らしさを知っていることが大切である．そして，対等の立場で患者一人ひとりと信頼関係を築いていくことである．そのためには，回復者の存在が大きな意味をもつ．回復者から学ぶことは大きい．

　回復者こそがスティグマを社会から排除していく．治療者・支援者は回復者から離れてはいけない．回復者を尊重することは，依存症患者を尊重することである．人を尊重することである．筆者は回復者の視点を追いかけている．回復者の視点にこそ真実がある．その視点を離れた医療・支援はニセモノと言われても仕方がない．回復者の側にいることが，スティグマから解放される最もよい方法であると感じている．その場が自助グループであり，回復支援施設である．

　自助グループや回復支援施設が，人と人とが信頼感でつながった温かい場所であれば，スティグマから守られている場所になり，安心していられる安全な居場所となる．そして回復を生む場所となる．回復に必要なのは，「安心できる居場所と信頼できる仲間」である．治療者・支援者がそのことを感じられることが絶対的に必要であると考えている．治療者・支援者が癒され

る場所でなければ，患者は癒されない.

　治療者・支援者が，自身の陰性感情，忌避感情，そしてスティグマから解放されるためには，一人ひとりの患者・家族と信頼関係を築いていくことである. そこから社会に回復を，回復のすばらしさを発信していくことができれば，単なる患者個人の回復ではなくなる. 一人ひとりの回復が社会を変えていくと考えている.

　社会の中で信頼関係が障害されていけば，社会は病み，自己中心的となり，他者を傷つけ，崩壊に向かうであろう. その時スティグマが蔓延した殺伐とした社会へと陥るはずである. 逆に，社会の中で一人ひとりが信頼関係を築いていければ，幸福な社会に近づいていくであろう.

　スティグマを克服するために必要なのは，奇しくも依存症からの回復と同じく，一人ひとりの信頼関係の構築に他ならない. そして，そのことが社会の幸福をも左右する鍵となると考えている.

ハームリダクションの視点
からみた家族支援

　「すぐにやめさせてください」,「厳しく言ってやってください」,「治るまで一生入院させておいてください」,「早く死んでほしい」などの言葉は,診療場面で家族から繰り返し発せられてきた．家族は不寛容・厳罰主義の権化のようになって来院することが多い．それだけ追い詰められ,疲弊して,余裕をなくしていると言えよう．家族は患者の対応に傷つき,世間の目に傷つき,自分自身をも傷つけてきた．誰よりも断酒・断薬を強く性急に求めているのは家族であろう．その家族への支援は,患者本人への支援と同様に重要である．

　これまで,治療者は患者に断酒・断薬をさせるための協力者としてしか家族を捉えていなかったように感じている．疲弊した家族を励まし,患者に働きかけるべく教育・指導してきたのではないだろうか．家族に決心や覚悟ができていないのに,正論を振りかざして治療者の思うように家族を動かそうとしてこなかっただろうか．動けない家族や行動を変えられない家族を「共依存」と呼んで責めてこなかっただろうか．「家族も病気」と伝えて傷つけたり自責感をもたせたりしていなかっただろうか．治療者は患者の対応と同様に家族に対して拙速に負担を強いるべきではない．

　家族に対しては患者に対すると同様,無理に変えようとせずに寄り添い,家族の害の低減を支援する．そして,患者に対して無理に薬物をやめさせようとしない対応を伝えていく．家族自身の安心・安全に目を向けていくように支援する．家族は患者の付属物ではなく,家族自身を主役とする支援が必要である．そのためには,家族を気遣って良好な関係を作っていくことから始める．

JCOPY 498-22914

　筆者らは，これまで二度にわたって，アルコールと薬物に問題のある人の家族に対する全国調査をさせていただいた[20, 29]．その調査で得られた知見として，「家族はきわめて高いストレス状況にあるが，家族会や自助グループにつながっている人は，つながっていない人に比べて有意にストレスが軽減していた」．さらに，「つながっている期間が長い人ほど有意にストレスが軽減していた」．さらには，「家族会や自助グループに長くつながっている人ほど，患者に対して適切な行動を採れるようになっていた」．

　これらの事実はとても大切なことを示している．患者も家族も同じ人間である．人は孤立してはいけない．家族は孤立してはいけない．家族にも患者同様に，「安心できる居場所」と「信頼できる仲間」が必要である．孤立せず人に癒されることが大切である．実際，家族が人に癒され続けて健康な状態を維持できるようになると，患者はよい方向に変わり始めることが多いものである．

　それでは，家族に対してどのように支援すればいいのであろうか．具体的には，家族のアセスメントを行い，支援計画を立てたうえで，①家族と信頼関係を構築する，②家族の安全・安心を確保する，③家族が気持ちに余裕をもてるように支援する，④家族と同じ方向を向いて目標を共有できるようにする，⑤患者への対応の変化につなげる，となる．⑤は特に意識しなくてもいいと考えている．

　患者の対応について，家族にできないことを強いて，「それができないからいけないのだ」，「家族が変わらないからうまくいかないのだ」，「家族も病気だ」，「家族が共依存だからだめなのだ」というスタンスを決して採ってはいけない．家族に対しても，家族の困っていることに共感して，家族が元気になれるように患者と同様の対応を心がけることが必要である．家族が少しでも楽になって余裕をもてるように支援する．家族を無理に変えようとしてはいけない．

　患者に対して「ダメ．ゼッタイ．」の厳罰主義をとる家族は多い．治療者・支援者は，ハームリダクションの考え方に則って，家族に対してもその思いを理解して，余裕をもって支援していくことが求められる．すぐに変えられないものを変えようとして，患者も家族自身も傷つけてきた経緯を振り返

り，対応を変えていけるように寄り添うことが大切である．

　患者に対するハームリダクション臨床の方法が，家族の支援にも有効である．人の支援に対する哲学は同じである．それが患者であっても家族であっても，治療者・支援者は，技法に流されず，彼らを尊重し，人権に配慮し温かい支援を心がければいいと考えている．

第17章

他の精神疾患への
ハームリダクション臨床の応用

　これまで述べてきたハームリダクションの考えは，何も依存症だけに限ったことではない．同様の考え方がそのまま当てはまる疾患として，摂食障害，パーソナリティ障害，発達障害，強迫性障害，解離性障害などの問題行動を伴うものが挙げられる．そして，彼ら彼女らの多くは「6つの特徴」をもっている．自傷行為や過食嘔吐などの問題行動を力ずくで止めさせようとすると問題は悪化する．そして，治療者側はさらに厳しい対応をとるか，非難するか，罰則を与えるか，見捨てることになりやすい．

　入院患者が病棟内で自傷行為を行ったら強制退院とされ，外来患者が処方薬を過量服薬したら「もう診ない」と見放され，解離性障害で通院していた患者が，5年前の薬物使用歴を正直に話したら診療を拒否され，摂食障害の患者が，「過食嘔吐が止まらない」と伝えたら厳しく叱られた，というエピソードをしばしば耳にする．

　これらの背景には，治療者の患者に対する陰性感情・忌避感情があることは依存症患者に対するものと同じであろう．問題を起こしたり，対応困難な行動を伴ったりした場合，治療者が陥りがちな問題である．表面的に問題行動だけに囚われて，それを力ずくで抑えようとし，それができなければ患者を排除する．その背景にある問題行動の原因について十分に検討されず，患者の思いに寄り添えていないと対立が生まれる．信頼関係を築いていければ改善するはずの症状を，悪化させてしまいがちである．このようなことは日常的に行われているのではないだろうか．

　さらに言えば，統合失調症，双極性障害の特に躁状態，妄想性障害，認知症，中毒性精神病などの精神疾患においても，同様のことが起こる可能性が

ある.

　これらの問題は，現在の精神科医療の重要な課題を示唆している．診療時間が限られた状況では，短時間で症状を評価して薬物療法の調整で対応するしかないであろう．それでも，たとえ短時間であっても，信頼関係を築くためのやり取りに配慮できることが重要である．5分，10分であっても治療者がどのようなスタンスで患者を迎えるかが問われるのではないだろうか.

　このような状況で，問題行動を起こす患者や治療に抵抗する患者，薬物調整だけでは改善しない患者は歓迎されないことは当然と言えば当然である．招かれざる客である．できれば来ないでほしいであろう.

　依存症患者の飲酒や薬物使用と同じく問題行動は，「いけないこと」「やってはいけないこと」としてネガティブな感情をもって対応されがちである．その際，病気であるという認識は薄れている．頭では病気であると言いながら，問題行動は罰せられる．問題行動は排除すべき「悪」ではなく，共に改善を目指す「症状」である.

　依存症患者に対する誤解と不適切な対応は，他の精神疾患の対応にも当然起こりうる．依存症の対応に象徴される「上から正してやろう」「言うことをきけば治してやる」というスタンスこそが問題であることを強調したい.

　問題行動を力づくでやめさせようとするから大変になる．問題行動の背景には原因がある．患者は苦しいから問題行動に及ぶ．ことばで信頼できる人に助けを求められないために問題行動に及ぶ．問題行動は飲酒や薬物使用と同様に捉えると理解しやすい．問題行動は，「人に癒されず生きにくさを抱えた人の孤独な自己治療」の可能性がある．背景の問題をことばで話せるようになるために，外来の短い診療時間内であっても，焦らず信頼関係の構築を優先していくことが必要である．この時，これまで述べてきた「ハームリダクション臨床」，「ハームリダクションアプローチ」，「やめさせようとしない治療」が意味を成してくると考えている.

　今行われている治療は人権に配慮されているのか．患者はその治療をどのように感じているだろうか．治療を望んで受け入れているだろうか．常に治療者は患者の思いに関心をもち，想像力を働かせ，自問しなければならない．問題行動を「甘えだ」と切って捨ててはいけない．「甘えだ」と切って捨て

ても何も変わらない．何も生まれない．問題行動にこそ丁寧に関わる支援が
求められる．

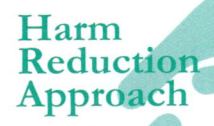
現代社会とアディクション

　自分は依存症とは無縁である，と思っている人であっても，たとえば，携帯電話やスマートフォンなしで過ごすことにストレスを感じないだろうか．かつてはなくても平気だったものが，いったん当たり前に使い慣れてしまうと，それが便利であればあるほど，それなしでは苦痛を感じるようになる．

　あるいは，大好きな恋人ができて，毎日のように会って幸せな日々を過ごしていた男性が，1日会えないだけでも寂しさ物足りなさを感じるようになる．それだけではなく，突然，別れを告げられ会えなくなってしまったらどうであろうか．

　依存症患者がアルコールや薬物を手放せないことと，私たちがクーラーなしで真夏の暑い日を過ごせないことや，携帯電話やスマートフォンなしでは過ごせないこと，大好きな恋人と会えなくなることとは原理は同じである．依存対象を手放したり失ったりすることは強い苦痛を伴う．生きていけないと思うこともあるだろう．それを回避するために命がけの行動をとることも珍しくない．誰にとっても大きな苦痛を感じるはずであるが，その苦痛のために手放せなかったり諦めがつかなかったりして，日常生活に支障をきたしたりする．自身の健康を害し，周囲に悪影響を及ぼしても修正できなければ，すでに「病気」である．

　以上から，依存症は誰もがなりうるありふれた病気であること，そして，いったん依存症になったら逆戻りは大変であること，さらに，便利さに慣れ，がまんする機会が少なく目先の快適さを求める現代人は，依存症になる危険性が高いことを示している．物質依存症以外のアディクションにおいても同様のことが起きていると考えられる．

現代社会は，便利で快適なものを何の歯止めもなく追い求めている．近年，この傾向がますます加速していることは誰の目にも明らかであろう．私たちの日常生活から，不便なこと，面倒なことは次々と排除されていく．手間のかかることは悪であるかのように，便利な機械がこれを駆逐している．それと共に，私たちは，とんでもなくストレスに弱くなっていることに気づかなければならない．努力，根性，忍耐などの言葉はすでに死語となっている．ハングリー精神はなくなり，目標ももたずに利那的な快楽を求める方向へと向かう．

ストレスに弱くなっている現代人は，頑張ることをあきらめ，目標や志をもたず，日々の快適さに浸る．他者への配慮といった面倒なことから手を引き，自己中心的になる．思うようにいかないと強いストレスを感じる．思うようにいかないものの代表は人間関係である．お互いが自己中心に物事を考えるようになっている状況で，良好な人間関係を築いていくことは難しい．

傷つかない，ストレスを感じない，表面的なコミュニケーション以上のものは求めない．当然，人間関係は希薄になっている．SNS上での匿名の書き込み，ストレスの発散の場として，他者に対する躊躇のないバッシング行為が「炎上」としてニュースとなる．他者に配慮のない攻撃や，承認欲求を満たすためのインスタグラム，出会い系サイトなど，生の人間関係は希薄となると共に，SNS上での人間関係が優位になっている感さえある．人は孤立し，孤立化が進むと依存症・アディクションが入り込んでくる．

便利さ快適さを求める傾向はエスカレートすればするほど，人々はストレスに弱くなり日常生活に多くの困難が新たに誕生する．その困難を排除するべく新たに便利なものが開発される．そのことに疑問をもっている余裕もない．多くの現代人は，以前の生活に引き返すことができない．

そして，子どもは大人をまねる．大人が会社でパワハラ・セクハラを繰り返せば，子どもはいじめを繰り返す．子どもに「いじめはいけない」といったところで説得力はない．同様に，親から子どもの代になると，先に述べた傾向はさらにエスカレートしていく．人々は自己の欲求を主張し，他者への配慮は希薄になり，人間関係が表面的なものへと退化していく．人と人との信頼関係が築けず，孤立していった結果，どのような社会になっていくのか

を考えると，暗澹たる思いになる．

　この状況は，「現代社会の依存症化・アディクション化」と言えよう．わかっていても引き返すことはできない．人が便利で快適なものばかりを追い求め，世の中がストレスに耐えられない自己中心的な人間であふれた時，どのような社会になっているのだろう．すでにその弊害は至るところで現れている．私たちはこの先，どうなっていくのであろうか．

　現代社会では，個人が自分の権利や欲望を優先し，その傾向は家族に及び，さらに会社や組織に広がり，各国が自国の利益しか考えなくなっているように思えて仕方がない．そして，これからの社会では，さまざまな依存症・アディクションがさらに蔓延していくであろう．「国民総依存症化」がすでに進行している．依存症・アディクションは社会の問題でもあると言えよう．私たちはこれからの社会をどのように生きていくかは喫緊の課題である．

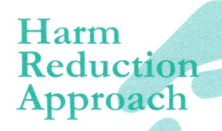

第 19 章

「ようこそ外来」の現在

　最近，すでに通院している覚せい剤依存症患者が，仲間の覚せい剤依存症患者を連れてくることが目にみえて多くなっている．なかには夫婦で通院を希望してくる患者も珍しくない．先輩が後輩を，後輩が先輩を連れてきてくれる．

　彼らは，仲間や知り合いから紹介されてくる人たちであり，つながりがあり，安心して受診してくる．紹介されてきた患者は総じて常識的な人たちであり，無理な要求をすることもない．笑顔で安心して通ってきてくれる．そして，また仲間や知り合いを紹介して連れてきてくれる．それが嬉しい．

　日々の外来診療の場が，明るい，楽しい，温かい，気持ちがいい，笑顔と癒しがある空間になっている．そこでは，正直な思いが語られ，率直に気持ちが伝わってくる．普通の親しい人と人とのコミュニケーションの場になっている．

　「アルコール・薬物をやめるべきだ」といった正論を振りかざしていても誰も寄ってこない．正論を振りかざしている限りは患者個人をみていない．そんなことは，患者はとっくにわかっている．不安と緊張を抱えて来院する患者は容易に治療中断する．それを通い続けてもらうためには，治療の場が穏やかな気持ちになれる安心できる場でなければならない．

　薬物使用という行為にはまってやめられなくなり困っている患者を，「ざまあみろ」とばかりに苦しめてはいけない．躊躇なく支援することが，私たちの役割である．患者はすでに十分罰を受けている．彼らに必要なのは，さらなる罰ではない．苦しみを軽減するための支援である．患者がさらに自分自身や家族を苦しめ続けないように，「正当な支援」を提供することが大切

である.

治療者の対応に傷つき医療不信になった患者に対して，正論を振りかざす愚を繰り返してはならない．正論を振りかざせば振りかざすほど，患者の心は離れていく．

患者が問題行動を起こしたり，失敗を繰り返したり，自分や他人を傷つけたり，期待を裏切ったりした時ほど，感情的になって責めることなく，笑顔で余裕のある態度を示そう．「そうなんだ」「よく話してくれたね」という思いで話を傾聴する．患者はすでに反省しているはずである．「じゃあどうしようか」「どうすればいいだろうね」と投げかければよい．

どんなに重症な依存症患者であっても，ひとりの困っている病者として敬意をもって関わり続けると，奇跡のように回復していく．信頼関係を育むことができれば，薬物は遅かれ早かれ止まっていくことを筆者は経験してきた．回復するまで付き合い続ければ，患者はゆっくりとよくなっていくと信じている．

いま，私は日々の外来診療が楽しくて仕方がない．多くの依存症患者がわざわざ通ってきてくれる．あれだけ人を信じられなかった人たち，あれだけ絶望していた人たち，何度も死のうと試みた人たち，何度も刑務所で服役してきた人たち，そんな人たちが笑顔でやってくる．そんな彼ら彼女らと会話をしていると，私自身が彼ら彼女らに癒され幸せを感じる．人と信頼感でつながれていることが，人にとって最も幸せなことなのだろう．

JCOPY 498-22914

おわりに

　わが国の立ち遅れている依存症治療の今後に向けた指針として，ハームリダクションの考え方を取り入れた治療・支援の重要性について述べてきた．

　わが国にハームリダクションをただちに取り入れよ，と言っているわけではない．人権を尊重した患者中心の医療は，医療の原点ではないだろうか．いつまでわが国の依存症患者の人権は侵害され続けるのであろうか．どうして他の疾患と同じようにひとりの尊厳ある人間として治療・支援を受けることができないのであろうか．その背景には，依存症に対する無関心，無理解，無知，そして依存症患者に対する嫌悪，軽蔑，スティグマが払拭されずに続いているからであると思われる．

　わが国の依存症治療・回復支援は，まだまだ遅れている．それは技術的なことよりも治療者の意識によるところが大きい．さらに，精神科医療と依存症医療が完全に乖離していることにも大きな問題がある．一般の精神科医療では，原則として依存症治療は行われない．数少ない「専門医療機関」だけが依存症の治療を担当する．

　依存症は，そこまで特殊な病気なのだろうか．特別な技法や知識が必要なのであろうか．依存症患者は特殊な人たちなのであろうか．いずれも答えはNO！である．一般精神科医療と依存症医療の乖離は，その歴史的成り立ちと共に，依存症と依存症患者に対する誤解と偏見，そしてスティグマが主因である．

　本書は，依存症患者の治療や回復支援に関わるすべての人に，誰もが陥りがちな誤りを回避して，依存症と依存症患者を正しく理解し，望ましい患者の支援に参加してもらえることを期待して書いたものである．

　筆者がこれまで感じてきた問題を改善するための指針が，ハームリダクションの哲学に掲げられている．私たち治療者・支援者は，ハームリダクションの考え方を基本に治療に取り組むことが求められている．

これまで私たちは，患者からアルコールや薬物を取りあげることばかりに囚われていた．患者は取りあげられないように抵抗し，手放さなければと思いながらしがみついた．あたかもそれらなしでは生きていくことさえ困難であるかのようであった．

　ハームリダクションの根底にある，「患者が薬物を使っていようが，それが違法薬物であろうが，その人の困っていることを支援していくこと」「患者の基本的人権を尊重した支援」「やめさせる支援ではなく生きづらさの支援」「断薬を強要せず患者の望む方向に支援を提供すること」などの指針は，わが国ではこれまで，「患者を甘やかしてうまくいくわけがない」と相手にされなかった．しかし，実際にこの方針に則って治療を提供すると，劇的と言っていいほどの変化が生まれるようになった．

　まず，患者が治療から脱落しなくなった．脱落してもまた戻ってきてくれるようになった．逮捕されても服役を終えるとすぐに戻ってきてくれるようになった．患者が本心を話してくれるようになった．お互いの笑顔が増えた．筆者自身，診療が楽しくなった．患者が来てくれることが嬉しくなった．診療の場が明るくなった．そして，結果として，診療が続いていくとアルコールや薬物を自ら手放せるようになっていった．やめさせようとしないのに，やめるように一言も言わないのに，患者は断酒・断薬に向けて動き出した．それはまるで奇跡のようであり，魔法をかけられたようであった．

　しかし，このような事実は，考えてみれば当然のことである．彼らは，苦しいから孤独にアルコールや薬物を使って凌いできた．初めは興味本位であっても，やめられなくなるのはそのような人たちであった．「ひとに癒されず生きにくさを抱えたひとの孤独な自己治療」としてアルコールや薬物を手放せなくなっていた．とすると，まず優先されることは，社会的孤立を改善していくことであろう．

　そのために，彼らを無条件で迎え入れる場所が不可欠である．そして，そこは安全が保障されなければいけない．それは薬物使用を通報されないことだけではない．患者を批判的にみたり，見下したりせず，ひとりの人間として敬意をもって尊重される場でなければならない．彼らは治療につながるまでに傷ついている．周囲から傷つけられるだけでなく自らも傷つけてきた．

194

そして決定的な問題はひとを信用できなくなっていることであった.「ひとと信頼関係が築けないために人に癒されることができないこと」が依存症患者にある最大の障害である.それが理解できた時,治療・支援する側の対応は自ずと明らかになる.

それは,他のありふれた精神疾患の治療対応と実は何も変わらない.患者を気遣い,尊重して共感し,つらさを理解して,患者の望む方向へと支援する.精神科医療の基本である.医療者が当然のこととして学校や臨床現場で教わり学んできたことである.私たちは,そのことを実践していくことの重要性をどこかで忘れてきたのではないだろうか.

ハームリダクション臨床の目的は,アルコールや薬物をやめさせることではない.彼らが少しでもその害を軽減され,幸福な生活を送れるようになることである.患者が幸福を感じられた時,アルコールや薬物を初めて手放せる.とすると,これまでの依存症治療の戦略を根本からみなおすことになるであろう.

誰も傷つけない誰も傷つかない当たり前の医療が,わが国に根付くことを信じている.「ひと」を大切にする医療は,「ひと」の意識によって築かれていく.

ハームリダクションは,依存症治療に欠けていた大切なものを思い起こさせてくれる.強い説得力をもって気づかせてくれる.まずは,私たちの意識を変えることからは始めなければならない.

現在の状況の最大の被害者は,患者であり家族である.本書がこの状況を変えるための端緒となることを願ってやまない.

文献

1) Harm Reduction International. What is harm reduction?
   https://www.hri.global/what-is-harm-reduction
2) 林　神奈. 研究者がアドボカシーを行うためにできること: バンクーバーにおけるハームリダクション事情と研究者の関わり. In: 松本俊彦, 他編. ハームリダクションとは何か—薬物問題に対する, あるひとつの社会的選択. 東京: 中外医学社; 2017. p.84-95.
3) Wood E, Tyndall MW, Montaner JS, et al. Summary of findings from the evaluation of a pilot medically supervised safer injection facility. CMAJ. 2006; 175: 1399-404.
4) Urban Health Research Initiative. Findings from the evaluation of Vancouver's pilot medically supervised safer injecting facility-Insite. Vancouver, BC: British Columbia Centre for Excellence in HIV/AIDS. https://www.bccsu.ca/wp-contact/uploads/2016/insite_report.eng.pdf
5) 成瀬暢也. アルコール依存症治療革命. 東京: 中外医学社; 2017.
6) 成瀬暢也. 薬物依存症の回復支援ハンドブック—援助者, 家族, 当事者への手引き. 東京: 金剛出版; 2016.
7) 成瀬暢也. 病としての依存と嗜癖. こころの科学. 2015; 182: 17-21.
8) 成瀬暢也. 薬物患者をアルコール病棟で治療するために必要なこと. 日本アルコール・薬物医学会誌. 2009; 42: 63-77.
9) 成瀬暢也. 臨床家が知っておきたい依存症治療の基本とコツ. In: 和田　清, 編. 精神科臨床エキスパート 依存と嗜癖—どう理解し, どう対処するか—. 東京: 医学書院; 2013. p.18-48.
10) 成瀬暢也, 他. 薬物使用障害患者に対する入院治療プログラムの効果と治療転帰に与える要因に関する研究. 平成 28〜30 年度精神・神経疾患研究委託費「薬物使用障害の病因・病態・治療反応性に関する多面的研究 (28-2)」分担研究報告書. 2019. p.25-36.
11) 小林桜児. 人を信じられない病—信頼障害としてのアディクション. 東京: 日本評論社; 2016.
12) 小林桜児, 他. 覚せい剤依存者に対する外来再発予防プログラムの開発—Serigaya Methamphetamine Relapse Prevention Program (SMARPP)—.

日本アルコール・薬物医学会誌．2007; 42: 507-21.

13) 松本俊彦, 他. 薬物依存者の社会復帰のために精神保健機関は何をすべきか？日本アルコール・薬物医学会雑誌．2008; 43: 172-87.

14) ウイリアム・R・ミラー, 他（松島義博, 他訳）．動機づけ面接法—基礎・実践編．東京: 星和書店; 2007.

15) ステファン・ロルニック, 他（後藤　恵, 監訳）．動機づけ面接法—実践入門「あらゆる医療現場で応用するために」．東京: 星和書店; 2010.

16) G・アラン・マーラット, 他編（原田隆之, 訳）．リラプス・プリベンション—依存症の新しい治療．東京: 日本評論社; 2011.

17) メアリー・マーデン・ヴェラスケス, 他（村上　優, 他監訳）．物質使用障害のグループ治療 TTM（トランス・セオリティカル・モデル）に基づく変化のステージ治療マニュアル．東京: 星和書店; 2012.

18) 成瀬暢也. 誰にでもできる薬物依存症の診かた．東京: 中外医学社; 2017.

19) 原田隆之. エビデンスに基づいた依存症治療に向けて—Matrix モデルとその実践—. 第 31 回日本アルコール関連問題学会教育講演資料．2009.

20) 成瀬暢也, 他. アルコール・薬物問題をもつ人の家族の実態とニーズに関する研究．平成 20 年度障害者保健福祉推進事業「依存症者の社会生活に対する支援のための包括的な地域生活支援事業」総括事業報告書．2009. p.31-115.

21) 成瀬暢也. 特別寄稿 薬物依存症からの回復とダルク．In: ダルク, 編. ダルク 回復する依存者たち．東京: 明石書店; 2018. p.239-63.

22) 成瀬暢也. 覚せい剤依存症の治療に際しては, 患者に「通報しないこと」を保障するべきである．精神科．2012; 21: 80-5.

23) 成瀬暢也, 他. 精神科救急と連携したアルコール・薬物依存症治療システムの構築に関する研究．平成 25～27 年度精神・神経疾患研究委託費「物質依存症に対する医療システムの構築と包括的治療プログラムの開発に関する研究（25-2）」分担研究報告書．2016. p.43-60.

24) 成瀬暢也. 精神科救急病棟における薬物依存症への治療介入の可能性と有効性の検討．精神科救急．2018; 21: 43-7.

25) 成瀬暢也. 誰にでもできる薬物依存症の外来治療．精神神経誌．2017; 119: 160-8.

26) 成瀬暢也, 他. 専門病棟を有する精神科病院受診者に対する認知行動療法の開発と普及に関する研究（1）．平成 24 年度精神・神経疾患研究委託費「アルコールを含めた物質依存に対する病態解明及び心理社会的治療法の開発に関する研究」研究成果報告会抄録集．2012.

27) 成瀬暢也. 幻覚剤・危険薬物関連 精神科・わたしの診療手順．臨床精神医学.

2016; 45(増刊): 423-5.

28) 成瀬暢也. 薬物（睡眠薬等）を強く要求する事例への治療的対応. 特集—精神科における困難事例にどう対処するか？　II. 精神科治療学. 2014; 29: 1235-41.

29) 成瀬暢也, 他. アルコール依存症家族の支援に関する研究. 平成 27 年度厚生労働科学研究費補助金障碍者対策総合事業「アルコール依存症に対する総合的な医療の提供に関する研究」総括研究報告書. 2016. p.171-260.

索引

著者略歴

成瀬 暢也 (なるせ のぶや)

昭和 61 年　3 月　順天堂大学医学部卒業
　　　　　　4 月　同大精神神経科入局
平成　2 年　4 月　埼玉県立精神保健総合センター開設と同時に勤務
平成　7 年　4 月　同センター依存症病棟に配属
平成 20 年 10 月　埼玉県立精神医療センター副病院長
　　　　　　（兼 埼玉県立精神保健福祉センター副センター長）

● 主な著書
『アルコール依存症治療革命』中外医学社
『薬物依存症の回復支援ハンドブック』金剛出版
『誰にでもできる薬物依存症の診かた』中外医学社
『依存と嗜癖』医学書院（分担）
『危険ドラッグ対応ハンドブック』へるす出版（編集・分担）

● 専門分野
薬物依存症・アルコール依存症，中毒性精神病の臨床

日本アルコール関連問題学会理事（第 36 回大会長）
日本精神科救急学会代議員
日本アルコール・アディクション医学会代議員
関東甲信越アルコール関連問題学会理事（第 1 回大会長）
日本精神神経学会専門医・指導医
厚生労働省指定薬物部会委員
厚生労働省依存性薬物検討会委員
埼玉ダルク理事

ハームリダクションアプローチ
やめさせようとしない依存症治療の実践 ©

発　行	2019 年 6 月 20 日　1 版 1 刷	
著　者	成瀬暢也	
発行者	株式会社	中外医学社
	代表取締役	青木　滋
	〒 162-0805	東京都新宿区矢来町 62
	電　話	(03) 3268-2701 (代)
	振替口座	00190-1-98814 番

印刷・製本 / 三和印刷(株)　　　　　＜ KS・HU ＞
ISBN978-4-498-22914-3　　　　　Printed in Japan